徐文兵 讲

徐文兵 著

黄帝内經後傳

江西科学技术出版社

人事有代谢，往来成古今。
江山留胜迹，我辈复登临

    2008 年年底，我应梁冬邀请，在中央人民广播电台《中国之声》讲解《黄帝内经》，受到了广泛欢迎，一大批优秀的人开始喜爱学习《黄帝内经》。十多年来，这个节目通过互联网进一步发酵传播，我本人也举办了五期三年制中医临床培训班，培养传承中华中医药优秀传统文化的人才。其中，有五十位毕业生考取了医师和助理医师资格，成为专业中医，也成为"厚朴中医"的中坚和骨干，协助我进一步推广和发展中医。

    我本人花费两年的时间校补了《黄帝内经·素问》和《黄帝内经·灵枢》，并计划用十二年的时间讲授。鉴于学员普遍缺乏相关的历史和人文知识，我先做个铺垫，在 2019 年，讲授了《黄帝内经前传》《黄帝内经后传》，介绍了从伏羲女娲到神农炎帝和黄帝等一线文脉的传承。这个音频节目通过互联网播出，目前有将近四万人次收听学习。

现在将这两季节目整理编辑成书，方便读者更好地学习相关内容，也为我今年讲授四色版《黄帝内经·素问》做个准备。

"人事有代谢，往来成古今。江山留胜迹，我辈复登临。"仅以此诗抒发一下我的心情，与诸位读者共勉。

2020 年 5 月 19 日星期二
庚子年四月二十七日于汤河原

《汉书·艺文志》篇

《后汉书·郭玉传》篇

《三国志·华佗传》篇

《针灸甲乙经》篇

《黄帝内经·素问》序言篇

《黄帝内经·灵枢》序言篇

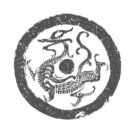

《汉书·艺文志》篇

第一章

学习《汉书·艺文志》
其实我们享受到了皇帝的待遇

《汉书》记载了《史记》没有记录的历史，而且
《汉书》不只是班固自己撰写的，它也继承了西汉
很多历史学家的贡献。

【经文】

昔仲尼没而微言绝，七十子丧而大义乖。故春秋分为五，诗分为四，易有数家之传。战国从衡，真伪分争，诸子之言纷然淆乱。至秦患之，乃燔灭文章，以愚黔首。汉兴，改秦之败，大收篇籍，广开献书之路。迄孝武世，书缺简脱，礼坏乐崩，圣上喟然而称曰：『朕甚闵焉！』于是建藏书之策，置写书之官，下及诸子传说，皆充秘府。至成帝时，以书颇散亡，使谒者陈农求遗书于天下。诏光禄大夫刘向校经传诸子诗赋，步兵校尉任宏校兵书，太史令尹咸校数术，侍医李柱国校方技。每一书已，向辄条其篇目，撮其指意，录而奏之。会向卒，哀帝复使向子侍中奉车都尉歆卒父业。歆于是总群书而奏其七略，故有辑略，有六艺略，有诸子略，有诗赋略，有兵书略，有术数略，有方技略。今删其要，以备篇籍。

1. "黄帝内经"第一次出现，是在《汉书·艺文志》里

（1）为什么这本书叫《徐文兵讲黄帝内经后传》

为什么这本书叫《徐文兵讲黄帝内经后传》？因为"黄帝内经"这个词第一次出现在历史记录中，是在《汉书》（《汉书·艺文志》）里。

《汉书》相当于什么书呢？它几乎可以和《史记》并列，历史上也叫《前汉书》。《史记》《汉书》《后汉书》《三国志》，我们称之为"前四史"。

很多人对我说："你要用通俗易懂的方法，给我们讲《黄帝内经》。"可以，但需要你有一些历史知识的积累，还需要你有一些思维方法、思维习惯的养成。如果没有这一点，你只能了解一些很浅薄的、浮皮潦草的皮毛东西。

（2）《汉书》记载了《史记》没有记录的历史

汉朝分为西汉和东汉，也叫前汉和后汉。其标志在哪儿呢？

从殷商过渡到周朝以后，就把宗教祭祀、敬畏鬼神的事变成了祭祀祖先，所以，人们对天命、天道、鬼神的敬畏就大打折扣。只要你的拳头大，只要你够凶狠，就可以想办法夺天下，自命为天子。

周朝以后，这种恶性循环一直都存在——你做了天下的主人，你的亲人，你的同姓叔伯子弟有可能会造反。

作为皇帝，第一，要提防跟自己同姓的人——亲；第二，要提防跟自己不是一个姓，但沾亲带故的娘家人——戚（戚就是外戚）。两千年来，皇权一直被这些不是亲就是戚的人窥视和争夺。西汉建立初年，吕后擅权，差

3

点儿把刘家变成了吕家。持续了两百年以后，终于被一个伪君子——装得很像、口碑很好的太后的娘家人篡权，这个人叫王莽。西汉就等于覆灭了。

王莽建立了一个朝代叫新朝，这就是西汉的结局。后来绿林军和赤眉军起义，天下大乱，重新洗牌，刘秀（往上追溯有汉景帝的血统）经过一番战斗，刘家人重新坐拥了天下，他迁都到河南洛阳，史称东汉。新的朝代气象一新，又开始有了文攻武备。所以，《汉书》的撰写，跟东汉的创立、盛世的状态有直接关系。这就是西汉和东汉交替的过程。

因此，《汉书》记载了《史记》没有记录的历史，而且《汉书》不只是班固自己撰写的，它也继承了西汉很多历史学家的贡献。所以，我选了《汉书·艺文志》的序来介绍一下《汉书·艺文志·方技略》的整个内容。

2. 其实，《汉书》的作者是班固家族的人

《汉书》的作者是谁呢？历史上说，《汉书》的作者是一个人，其实是一个家族的人。

《汉书》的作者叫班固，班固在历史上非常有名。首先，他是一个大文学家，写过《两都赋》。另外，班固的父亲叫班彪，是历史学家，整理了《史记》以后的一些内容，写了《史记后传》。在父亲去世以后，二十二岁的班固继承了他的遗志，继续撰写这些历史，后来被人举报私修国史，被打入狱中。班固有一个有名的弟弟叫班超，有个成语叫"投笔从戎"，讲述的就是班超的故事。班超上书皇帝，把哥哥从狱里救了出来，而且朝廷给了赏赐——让他们继续修国史。

（1）"勒石燕然"是什么意思

班固是继承了他的父亲、伯父（班嗣）的遗愿，把修史的工作完成的。更有意思的是，班固五十多岁的时候，还随大将军窦宪出征北匈奴，一直

打到燕然山（现在蒙古国的杭爱山），而且班固写了一篇《封燕然山铭》——在燕然山上刻了赋，这首赋于2017年在蒙古国的杭爱山被发现。

汉朝两个伟大的军功，一个是霍去病封狼居胥山，另一个就是班固勒石燕然，就是汉朝干得最光彩、最体面的两件事。

后世人们经常以这两件事慨叹自己的无能，后来五胡乱华、蒙元入侵、满洲入侵，基本上汉族都处于被打压的状态。范仲淹写过一句诗："浊酒一杯家万里，燕然未勒归无计。"由此可见，勒石燕然在历朝历代的汉人心中都是一件伟大的事，这件事就是班固干的。所以，汉朝的诗词、刻石的画、隶书都透露出那种气象。

汉赋真是不一样，完全没有后世那种淫词艳曲的猥琐、娘娘腔……

（2）"班固"们的文采甚至超过了司马迁

班固就不用说了，我个人认为他的文采甚至超过司马迁。班家是一门三杰。班固修《汉书》、打北匈奴，随着窦宪出征北匈奴，立下战功。后来，窦宪因擅权被杀（在古代，武将如果打胜仗，皇帝就得防止他篡权；武将如果不打胜仗，窝囊，整个朝廷就会衰败），班固因此受到牵连，被朝廷猜忌，遭人陷害死在狱中，活了六十一岁。班超更不用说了，他一开始帮哥哥写《汉书》，后来"宁为百夫长，胜过一书生"，投笔从戎，出使西域，结果在西域打了三十年的仗，把当时属于外国的地方收到汉朝的版图里，最后被封为定远侯（后来他的儿子班勇继承了他的事业，用四年时间做出了比班超更厉害的事）。他们还有一个妹妹叫班昭，是杰出的女史学家，帮助哥哥班固把《汉书》写完了。

以上是对《汉书》的作者做的介绍。

3. 流氓老了是老流氓，坏蛋老了是老坏蛋——"为尊者讳，为贤者讳，为长者讳"对吗

"昔仲尼没而微言绝，七十子丧而大义乖"

接下来，我开始正式介绍《汉书·艺文志》的序。通过这篇序言，我们可以了解到，西汉建立二百一十年来，政府对经典著作，对历史文化的收集、整理、恢复做了什么样的工作。

对前汉和后汉的记忆，也就是对西汉和东汉的记忆，很简单，借用一下公元纪年，公元前202年—公元8年，这是西汉的统治阶段，东汉持续了将近二百年，之后就变成了三国，三国归两晋——大概是这样一个历史沿革。

现在我们读的书是两千年前的人写的，或者是将近两千年前的人写的。《汉书·艺文志》的总序是班固写的。

昔仲尼没而微言绝，七十子丧而大义乖。

首先我说一下，在儒家出现前就有史学家，史学家是巫觋的一个分支，他们必须懂天文，他们的文字功底比较深、职业素养比较高。但从西汉汉武帝"罢黜百家，独尊儒术"以后，史学慢慢地就变成了儒家的一种专利。所以，写历史的人都自认为是儒生，或者必须是儒生。因此，从班固写的第一句话来讲，那会儿孔子的地位已经从诸子百家中的一家，上升到了中华文明的代言人。他说"昔仲尼没而微言绝"，仲尼就是孔仲尼，为什么之前我们会批判孔老二呢？伯、仲、叔、季，仲就是老二的意思，因为他生在尼山，所以叫仲尼，姓孔名丘，字仲尼，仲尼是尊称。

延伸阅读 │ 什么叫"微言大义"

"微言大义"是什么意思呢？"微"就是字数少，说话比较含蓄、隐讳，所以需要你去理解。这个写法表现在他对《春秋》做的评注上，《春秋》是一部鲁国官修的史书，司马迁说过，"文王拘而演周易，仲尼厄而作春秋"。

通过对历史事件的点评，说什么、不说什么、怎么说、用什么样的语词说，来表明自己的立场（包括世界观、价值观、伦理观，等等）。所以，儒家的很多思想，就体现在孔子对《春秋》的评注上，这叫"微言大义"。

延伸阅读 │ 什么叫"春秋笔法"——"屡战屡败""屡败屡战"

后世还有一种说法，叫"春秋笔法"——如果你直说，就会面临砍头的风险；但你又不能不说。所以，搞得我们就要小聪明，玩起了文字游戏。

我始终认为，孔子写的《春秋》评注，不能被称为历史书，只能说是一种政治书，因为如果它记载历史的话，应该站在不预设立场，或者相对公允的立场上去写。孔子不是，他有所谓自己的强烈正义感，有自己的立场。

这种春秋笔法，到现在还影响着我们。举个简单的例子，清朝同治年间打太平天国的曾国藩，屡战屡败，他就如实向朝廷汇报自己怎么怎么尽力了，但屡战屡败。当时，他帐下的一个幕僚就给改了一下说法，把"屡战屡败"改成了"屡败屡战"，说的是同一件事，但次序一变，让人一听感觉就完全不一样了。这就叫"春秋笔法"。

我之前说了，孔子不能算是一个历史学家，他是一个政治家，所以，他的立场是为尊者讳，为贤者讳，为长者讳。有些人犯了错误以后，他就用春秋笔法替他们掩饰错误——这本身是不对的，不然的话，这些犯错的人就应该遗臭万年了。现在，我们说人一老或人一死，就应该尊重他们，这是毫无道理的。流氓老了是老流氓，坏蛋老了是老坏蛋，怎么能因为他老了，就不说他干的事是错的呢？不能因为他死了，你就不批判他。

读《汉书·艺文志》，我们马上就能感到浓浓的儒家气息对人的这种影响，所以，"昔仲尼没而微言绝，七十子丧而大义乖"。

孔子是圣人，圣人下面的叫贤人，我们一直说，孔子带出的七十二名弟子都是贤人。《黄帝内经·素问·上古天真论》也说了"真至圣贤"的区别。孔子"没"了，微言大义就绝了；孔子的弟子死了，儒家倡导的这种道德、理论、礼仪、伦理，也就逐渐地被淹没或失传了。

4. 仲尼和圣人、贤人死了后，道德和文化沦丧的标志是什么

"故春秋分为五，诗分为四，易有数家之传"

开始的"昔仲尼没而微言绝，七十子丧而大义乖"两句话营造了悲壮的气氛，其目的是为了突出后面修史——写《汉书》的可贵，以及意义之重大（中国人说话都是赋、比、兴，先营造氛围）。

仲尼和圣人、贤人死了以后，道德和文化沦落的标志是什么呢？

故春秋分为五，诗分为四，易有数家之传。

《春秋》本身是鲁国的一个史官写的历史记录。对《春秋》的点评和评传，历史上一共有五家，比较有名的就是左丘明写的《左传》。通过对话方式传下去的叫《穀梁传》，相传孔子的弟子子夏将这部书的内容口头传给穀梁俶（亦名穀梁赤，字元始），穀梁俶将它写成书记录下来。还有《公羊传》《邹氏传》《夹氏传》。

《左传》《公羊传》《穀梁传》是对同一史书的点评，代表了不同的政治立场。究竟谁代表大义或正义，那就不好说了。

《诗》代表《诗经》。《诗经》是春秋战国甚至以前各国人们诗歌的总集。诗言志，歌咏情，是不加人为修饰的人性的表达和真情的流露。虽然孔子也承认："《诗》三百，一言以蔽之，曰'思无邪'。"——对《诗经》的解读，尽量符合人情，不用邪的、歪的来衡量。但经过他删改以后，去掉了很多不符合他的伦理观和价值观的内容，留下了三百首诗。《诗经》也有不同的个人注解版本，变成了《毛诗》《齐诗》《鲁诗》《韩诗》四家，也是根据个人的喜好不同进行注解的。

《易》也分为好几家。《易经》是天文学著作，是根据对星象、日月、二十八宿、北斗、北极的观测写出来的一部经书。而且它从天文落实到了历法，在远古，包括夏朝、周朝都有不同的历法，由周文王推演出《周易》，所以它的带动性很大。

对《周易》的解释也分成好几家，孔子叫"五十以学易"——韦编三绝，把穿竹简的牛皮条翻断过好几次，我个人认为是不得其要。因为天文学的东西是道家的，如果没有道家师父的引领，看天文、知天象，落实到人文上，这是很难的。所以，《易经》也分成好几家。

儒家的经典《诗》《书》《礼》《易》《乐》《春秋》都找不着正根了，儒家的没落就很正常了。

5. 只有一个声音出现的时候，就叫万马齐喑

"战国从衡，真伪分争，诸子之言纷然淆乱"

孔子出生在春秋时期，孔子死了以后就到了战国时期。战国时期的特点就是纵横——合纵连横，最后留下的战国七雄，怎么跟秦国抗衡？苏秦、张仪搞的合纵连横——苏秦领六国的相印，张仪为秦国打破连横，那是中国历史上最乱的一个年代。最乱的年代有一个特点——王朝的统治权弱的时候，民间的学术自由可以得到相对的宽容，因为没法控制。

在儒家看来，战国是最乱的时候。但从历史上来看，战国时期，中华文明百花齐放，百家争鸣，涌现的人才、学说、真知灼见数不胜数，是最辉煌的时期。

但儒家自认为是正统，他们会站在自己的角度说"这是真的""那是假的""这是对的""那是错的"……当然别人也可以站在自己学派的立场上去批判儒家的东西。

《汉书·艺文志》中说"战国从衡，真伪分争，诸子之言纷然淆乱"，从一统天下，或者一家之言的角度来看，这种鸡嘴鸭嘴各说各的话是不能被容忍的，只能有一个声音。但当只有一种声音出现的时候，就是万马齐喑，一潭死水了。

6. 给秦朝制定国策的商鞅
为什么最后被五马分尸

"至秦患之，乃燔灭文章，以愚黔首"

我们上学的时候，总是把燔念成 pān，"体若燔炭，汗出而散"，其实它的读音应该是 fán，意思就是把文章烧了。

"以愚黔首"——秦朝奉行的政策，就是商鞅制定的国策，写在《商君书》里。我个人认为这是几千年来最恶劣的、最灭绝人性的，但也是最有效率的统治人们的一种方法。它的特点就是激发人性之恶，利用人急功近利、贪小便宜的心理，达成统治者的目的或愿望。所以，他鼓励举报、鼓励连坐、鼓励告密、鼓励军功……实打实地兑现。

商鞅的那套理论，不管是有意还是无意，一直被统治者利用。但商鞅也没得好死，自个儿逃亡到边关住店，没有"身份证"，被人揭发举报，最后车裂而死——五马分尸。

有这种对比，就能看出发心起愿的重要性，如果以弘扬人性的善来治理国家，虽然慢，但这是一条正路；如果按照商鞅的那套方法治理国家，虽然见效快，财富积累快，掠夺别人财富的效率也高，但秦朝靠这种方法统治天下，存在了多少年？所以，历史评价秦朝实行的是愚民政策——"以愚黔首"，"黔首"就是普通老百姓。

说秦朝"燔灭文章"也不对，因为秦始皇焚毁的是儒家书籍，坑杀

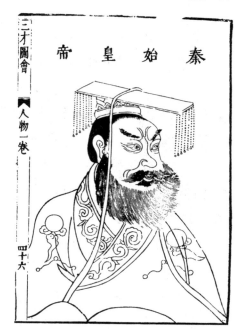

《三才图会》中的秦始皇像

的是儒生，而不是把天下的书都烧了，比如农耕、医术、方术等书籍都没有烧。但班固为了煽动仇恨，因为坑杀的是儒生，所以说秦朝做了更大的坏事。其实，秦朝也做了很多贡献，比如统一文字，车同轨，书同文，等等，促进了各地的交流。

"燔灭文章"这件事真不是秦始皇干的，在这里应该说一下火烧阿房宫的项羽。刘邦得天下有一个原因，就是约法三章——杀人者死，伤人及盗抵罪。所以，他是得人心的。结果，项羽进来以后，烧杀抢掠，这不像一个楚国贵族后裔干的事。

7. 汉朝之所以伟大，是因为实行无为而治、休养生息的政策

"汉兴，改秦之败，大收篇籍，广开献书之路"

沿着历史的走向我们再看，"汉兴，改秦之败，大收篇籍"，这里又开始歌颂汉朝君主的所作所为。

汉朝之所以伟大，第一，它完全改变了秦朝的暴政，改变了那种靠激发人性之恶，靠人们互相告密、揭发、监视来统治国家的方式，而是实行道家这种无为而治、休养生息的政策。

我在《徐文兵讲黄帝内经前传》里讲了，汉文帝反复向仓公淳于意询问他的学医经历、学习篇目、传授医术的过程。从这里就能看出皇帝在关心什么。不难想象，当淳于意向皇帝汇报完他的书目以后，皇帝不会不把他的书目留一份，收到国家的图书馆里。所以，汉兴以后，"大收篇籍，广开献书之路"。

这里有一个条件，大家要记住，书可金贵了。以前在汉朝的时候，书是木牍和竹简。我们经常说学富五车、汗牛充栋——能让牛拉车拉得出汗，塞满一大间房，所以，家里有一卷书或几十卷书，都是了不得的事。而且

经过战乱以后，很多书都失传了，你家有，你要献出来，靠的是什么？靠的是道德教育，而且肯定跟国家的政策、经济、实力有关，国家给这些献书的人，肯定有良好的待遇。

"广开献书"的背后，是国家政府的开明和经济的支持。我在《徐文兵讲黄帝内经前传》中说过，从刘邦开始实行无为而治的政策，到吕后继续奉行，出现了文景之治，这时国家的财力、物力都得到了很大的提高。这是它的大背景。

我们经常说"礼失而求诸野"，很多失传的东西，虽然在官面上失传了，但在民间还有保留。能让民间的人把这些东西献出来，第一，让人心甘情愿；第二，一定要给人良好的回报。

8. 孔子总想力挽狂澜，让大家都守规矩

"迄孝武世，书缺简脱，礼坏乐崩，圣上喟然而称曰：'朕甚闵焉！'于是建藏书之策，置写书之官，下及诸子传说，皆充秘府"

"孝武"是汉武帝的谥号。孔子说的那个年代，就是周王朝王室衰微，诸侯兴起的年代。所以，那些礼仪、规矩都不被人遵守，总是有这种僭越（不是你那个级别能用的乐器，或者能听的曲子，你去听了）的人。因此，孔子总想力挽狂澜，让大家都守规矩。

其实，孔子做的这件事，我个人认为就是不合时宜的。道家说："失道而后德，失德而后仁，失仁而后义，失义而后礼。"这就是你没落了、无能了、不顺应天道了，才出现了这么多规矩。所以，孔子总是感叹礼崩乐坏，不按规章制度办事。

圣上喟然而叹曰："朕甚闵焉！"

13

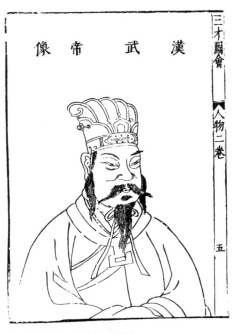

《三才图会》中的汉武帝像

"闵"是同情、遗憾、不忍心的意思。汉武帝"于是建藏书之策，置写书之官"。也就是说，在汉武帝之前，国家有一个规章制度——你献书，我就给钱。但到了汉武帝的时候，完全制定一个把它归到国家管理的制度，所以建了"藏书之策"，"策"是国家的政策。汉武帝专门安排了写书，或重新誊写，或重新整理历史典籍的官员。

下及诸子传说，皆充秘府。

"秘府"把这些宝贵的、秘密流传下来的典籍都放在里面，相当于现在的国家图书馆。

9. 让专业的人干专业的事

"至成帝时，以书颇散亡，使谒者陈农求遗书于天下。诏光禄大夫刘向校经传诸子诗赋，步兵校尉任宏校兵书，太史令尹咸校数术，侍医李柱国校方技。每一书已，向辄条其篇目，撮其指意，录而奏之"

到汉成帝的时候，政府做的事就更细致了，让天下人献书变成了政府派官员下基层向天下征求失散的书籍，这么做的力度就更大了。

下一句出现了一个特别重要的人——"诏光禄大夫刘向校经传诸子诗赋"。《汉书·艺文志》收编的很多书，都是刘向最早动笔记载的。

刘向是谁呢？西汉末年，王莽新朝时期，很多字刻错或脱落了，需要补上，政府收集的各个版本的书籍不一样，所以，同一本书的记载也不一样，这时就需要有人去校对，著名的、重要的人物刘向干了这件事。

专业的人干专业的事——步兵校尉任宏校兵书，太史令尹咸校占卜之书，侍医李柱国校医药之书。史家有巫觋的传承，这种占卜、数术的书，需要懂行的人校注。

侍医李柱国更有意思，他应该是中医历史上被大家赞扬的一个人，我们现在读的很多书之所以能流传下来，都是他的功劳。

刘向是这件事的总负责人，尽管他也有自己手头的工作，像经传、诸子、诗赋归他管，但其他人每本书校完了，刘向负责"辄条其篇目，撮其指意，录而奏之"。刘向做了一件最大的事情——图书馆学，或者叫目录学，他把篇目列出来，把书的中心思想、主要内容、段落大意提炼出来，奏给皇上，让皇帝知道这本书讲的是什么。所以，刘向的贡献，等于做了目录学的汇总。

10. 我们现在读的《汉书·艺文志》，
以前都是给皇帝看的

"会向卒，哀帝复使向子侍中奉车都尉歆卒父业。歆于是总群书而奏其七略，故有辑略，有六艺略，有诸子略，有诗赋略，有兵书略，有术数略，有方技略。今删其要，以备篇籍"

之前，我讲了司马迁的父亲司马谈把自己的学术传给他，班彪把自己的学术传给班固、班超、班昭。刘向也把自己整理的文献都传给了他的儿子刘歆，刘向去世以后，汉哀帝让刘歆继承父业。

歆于是总群书而奏其七略。

刘歆把父亲刘向的总工作完成之后，给这套书起的名字就叫《七略》。我们讲韬略，姜子牙留下的书叫《六韬》，这本叫《七略》，"略"就是"撮其指意"——录其大意。

以前有《辑略》《六艺略》《诸子略》《诗赋略》《兵书略》《术数略》《方技略》，到班固写《汉书》的时候，就完整地继承了刘向、刘歆父子写的《七略》，所以叫"今删其要，以备篇籍"，最后又经过班固的整理，编入到了《汉书》里。所以，《汉书·艺文志》里记载的东西，是谁留下的呢？其实是刘向、刘歆父子留下来的。

刘向本身也是伟大的史学家和文学家，我们的中学课本里选取的一些篇目出自《战国策》，其实《战国策》就出自刘向的手笔。而刘歆比他父亲还优秀，但他后期被卷入了王莽篡权——王莽想利用刘歆的威望给自个儿树立权威，但刘歆不服，最后兵败被杀，留下了一个悲剧的结局。

有意思的是，汉哀帝叫刘欣，刘歆为了避讳皇帝，就把自己的名字改成刘秀。后来东汉的开国皇帝也叫刘秀，所以，历史上有人说，刘歆改名是他修史预测到有一个叫刘秀的人要当皇帝，因此，他把自己的名字改了。这个故事有点儿牵强附会，其实在他改名的时候，还没王莽什么事呢。

下一篇开始讲《汉书·艺文志·方技略》里的篇目和内容。其实，我们享受了皇帝的待遇，人家都是"辄条其篇目，撮其指意"，向皇帝汇报我们中华文明宝贵的文化遗产。

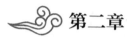

第二章

中医光学没用，要修和习

中医里有很多要通过修和习才能得到的东西。也就是说，通过修身、修心，把你变成一个相对正常的人，然后你才能理解书本上讲的东西。因为中医的很多东西不是靠指标，而是靠感觉。

【经文】

凡方技三十六家，八百六十八卷。

方技者，皆生生之具，王官之一守也。太古有岐伯、俞拊，中世有扁鹊、秦和，盖论病以及国，原诊以知政。汉兴有仓公，今其技术晻昧，故论其书，以序方技为四种。

1. 方士就是沟通天地、沟通无形有形之人

在前面，我介绍了《汉书》还有它的几个作者，尤其是《七略》的作者刘向和刘歆父子。根据《汉书》的记载，我们知道《方技略》的主要负责人是侍医李柱国，后面讲《后汉书·郭玉传》的时候，我还会提到李柱国，他是一个很有意思的人。

《汉书·艺文志》把天下收集的书目分成七类，其中跟中医有关的一共有两类，一个是《术数略》，术数就是"法于阴阳，和于术数"里的"术数"，涉及天文、星象、历法、风水，在古代归到巫觋，包括占卜、预测，这叫《术数略》；另一个是《方技略》，偏于医生治病救人。

（1）什么是方士、方生

我们先破一下题，为什么叫"方技"？用圆规来测经度、纬度，行星的黄道、赤道，用尺子来丈量土地，这叫"天圆地方"。

从中华文明的传承来看，巫觋逐渐演变成了方生和方士，他们掌握的技能叫"方技"和"方术"。

为什么叫"方"呢？"善言天者，必有验于人；善言古者，必有合于今。"你总说天上的事，得到地上落实。天上预测人世，把形而上的东西落实到形而下。比如，把精神、情感等无形的东西落实到肉身去治疗，这都叫"方"。所以，"方"代表方位和方向，也代表测量。

以前我讲淳于意的时候，提到他反复说："起度量，立规矩，县权衡，案绳墨……"讲的就是度量衡，圆、规、尺、矩，还有直线、平衡……所以，方士就是把天上的事、无形的事落实到地上，落实到有形的事的这么一个人。

偏于神鬼方面、偏于特异功能方面的人叫"方士"（两次打动秦始皇到海上求仙药的人，就是我们老徐家的人，叫徐福）；偏于医生方面，偏于开方子、扎针、砭石、刮痧、艾灸、导引、按跷等，这种人叫"方生"，他们掌握了技术——方技。

（2）技和术有什么区别

技偏于单门，比如你就会刮痧，那你有一技之长；把它练到炉火纯青，就由技变成了艺；由艺而入道，就能体会到庖丁解牛的感觉。

多种技的综合运用，就形成了术。如果你打仗会开弓放箭、开枪、拼刺刀，这叫"技"；但综合起来在战场上应用就叫"术"——战术。

2. 懂得方、技，就掌握了让生命恢复生机的本事

"凡方技三十六家，八百六十八卷。方技者，皆生生之具，王官之一守也"

经过刘向、刘歆父子和李柱国整理的有关中医药方面的书，一共有三十六家，八百六十八卷（古书都是竹简，一卷一卷的）。

看他对方技的描述："方技者，皆生生之具，王官之一守也。"

"生生之具"中的"生"，一个是动词，一个是名词，名词是生命的意思。也就是说，方技这个东西，不仅给有生命的人治病，还包括各种含灵（含灵就是生灵，陕西人管牲口不叫牲口，叫牲灵，所以叫"万物有灵"）。人得天地之全气，所以是万物之灵。

人们说，上天有好生之德，德指人性，天是道。所以，懂得方、懂得技的人，其实是掌握了让生命更加蓬勃发达、让生命恢复生机的本事的人，

而且他掌握的技能涵盖面比较广——"生生之具"。

王官之一守也。

王官是朝廷设置的一个特殊官职，历朝历代都设置了一个医官在履行这件事。首先他们要照顾君王、照顾王公大臣的健康，同时也担负着向天下传播的责任。

在《周礼》中，记载周朝的医生有四大分类——食医，专门负责君王饮食的调理，按季节、地域、君臣佐使的配伍，给君王设计营养食疗；疾医，专门治疗发病快、发病凶猛的病；疡医，治疗皮肤表面的病；兽医，专门给牲畜看病。这几类医生在《周礼》里分得清清楚楚，所以叫"王官之一守也"。

3. 在太古和中世，良医也是良相

"太古有岐伯、俞拊，中世有扁鹊、秦和，盖论病以及国，原诊以知政"

太古有岐伯、俞拊。

这两个人我们太熟悉了，岐伯是黄帝的老师。黄帝跟巴蜀联姻，娶了西陵峡西陵氏的女子嫘祖，嫘祖有个陪嫁的大臣，这个人就是岐伯。还有一种说法，甘肃庆阳当地出了这么一个人——岐伯，不光谈玄论道，还落实到各种治病救人的方法中。

俞拊我们很熟悉了，我在《徐文兵讲黄帝内经前传》中提到扁鹊想救虢国太子，在宫阙门口跟中庶子理论了半天，中庶子说："你又不是俞拊。"（上古有个医家叫俞拊，他不用汤液疗理，不用针石，直接移精变气，把这个人的病移到动物、草木身上。人得病了，他可以"搦髓脑""湔浣肠胃"，打开肚皮把肠子洗一遍又放回去，由此可知俞拊有多厉害。）

站在汉朝的立场来说，黄帝所在的时代就是太古；站在黄帝的立场来说，伏羲、女娲所在的时代就是太古——基本上都是相隔两千年左右。

中世有扁鹊、秦和。

中世就是春秋战国的时候，与汉朝相隔的时间也就几百年，出了个扁鹊——《徐文兵讲黄帝内经前传》里多次提到扁鹊。还有一个人叫秦和，秦和是秦国的名医，史书上记载，秦国有两个名医，一个叫医缓，一个叫医和，连起来叫"缓和"，名字起得真好，他们都是黄帝学派的传承人。

延伸阅读 ｜ 古代称氏，就是称职业、称地域、称官职

古代称氏，就是称职业、称地域、称官职，所以叫"医"，至于他姓什么，不知道。秦和有名在哪里呢？根据历史记载，晋国的一位君王得了病，秦国派名医医和给他治疗，去了以后，医和就说："您这是'女惑男，风落山，谓之蛊'。"意思是贪恋女色过重，导致身体出现了异常，给他讲了六淫——风、寒、暑、湿、燥、火，对晋侯的触动很大。

医和不仅指出了晋侯的病因，而且给他周围的大臣也提了建议："你们作为大臣，不劝诫君侯胡作非为，将来国家要出问题的。"而且他也跟淳于意一样预测，"如果晋侯能听我的话，身体还能保持好十年；如果不听我的话，三年之后，不仅他的身体会垮，国家也会出现动乱"。

底下这些大臣就说："你作为医生，怎么能管我们国家的事？"医和就说了一些自己的观点——比如，医生要把道家的东西运用在养生保健、治疗疾病方面，这和治理天下的道理是一样的。

其实，在医和那个时代，巫和医还不是分得很清楚，作为一个医生，他甚至还代表着神权的身份，相当于现在某些国家的宗教领袖。也就是说，他们的存在能让人敬天命、畏天道，不由着自己的性子胡来。

后面发生的故事，我在《徐文兵讲黄帝内经前传》中说过，扁鹊也曾经试图跟秦国的君主说这些事，最后却被人暗杀。看来，医生扮演的角色逐渐在萎缩。

其实，现在很多医生，已经变得像4S店的修车师傅一样，把人当机器在修理……

近世有哪些名医呢？后面说了这句话——先不说近世有谁，他们在干什么，"盖论病以及国"，他们开始诊断疾病，制定治疗方案。然后"原诊以知政"，通过诊断君王身体上出现的问题，继而探知他在治理国家方面哪儿出了问题。

多说一句，以前我在上大学的时候看过一本书，叫《病夫治国》。这本书是说当一个病态的人掌握了更大的权力以后，他会在病态生理的基础上，产生一种病态的心理。作为一个凡夫俗子，你有什么病态心理无所谓。但对一个显赫人物来说，掌握国家军队的重器，如果制定了错误的决策，就会祸及千千万万的人。

从中国古代道家思想一脉相承的伦理、逻辑上来看，都希望是一个正常人治理国家。正常人的周围都是同气相求，他会聚集一批正常的人，这样，一个团队就偏于政治清明；而一个病态的人则会"亲小人，远贤臣"，诸葛亮劝刘禅时就是这么说的，劝他跟谁接触，远离谁谁谁。

因此，太古和中世的名医，除了治疗身体，还要调节心理，不仅为良医，而且要以良相的身份议论国政。

4. 中医光学没用，有很多东西要通过修和习才能得到

"汉兴有仓公，今其技术晻昧，故论其书，以序方技为四种"

接下来说一下近世有哪些名医。

汉兴有仓公。

汉朝初年，汉文帝的时候出现了仓公淳于意。

今其技术晻昧。

什么是"技术晻昧"？第一，汉文帝多次下诏，向仓公淳于意询问他学了哪些书，是怎么学的。淳于意肯定会把他学的这些书都向朝廷捐一份。但学习中医有个最大的问题——光学没用，就是把那套书给了你，也不见得有用。为什么呢？

中医里有很多要通过修和习才能得到的东西。也就是说，通过修身、修心，把你变成一个相对正常的人，然后你才能理解书本上讲的东西。因为中医的很多东西不是靠指标，而是靠感觉。作为一个麻木迟钝，甚至有病态感觉的人，想理解中医很难。

第二是习，习就是见习、实习、练习，把你学到的东西应用到实践中。"纸上得来终觉浅，绝知此事要躬行。"从来都是"学而时习之，不亦说乎"。习一定要有老师的引导。技和术的东西，光看书没有用。

从汉兴到西汉末年的两百一十年里，"技术晻昧"，这些技术都失传了，不明确了。

中国古代没有专利技术的保护，人们都把技术藏着掖着，不愿意传给别人，甚至不愿意示人，觉得自己传出去会惹灾祸。所以，西汉末年的李柱国在这里感叹了一句："今其技术晻昧，故论其书，以序方技为四种"。

李柱国把有关中医方面的书分成了四类：第一类叫医经，医经是高大上的高屋建瓴，像中医的理论；第二类叫经方，具体讲本草和方剂的使用；第三类叫房中，讲性生活的保健，预防性生活不当造成的伤害，以及通过正确的、有度的性生活，达到一种养生、保健、通神的目的；第四类是修道成仙，就是神仙派。

中华人民共和国成立之初，道家协会主席陈撄宁想把道家的这些东西世俗化，为普罗大众所接受。他提出了一个词——仙学（修仙的学问）。神和仙不一样，神是创造万物的、无形无象的存在；仙是人，他们通过修仙祛除疾病，尽其天年，甚至能有一些超然物外的神通，这叫仙学。

《方技略》大概讲的就是这些内容。

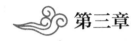 第三章

医经：抽象理论在
身体中的具体应用

中医研究的是抽象的、功能的概念，而不是拿一个解剖的东西来对。医经要研究人的经脉、血脉。血脉是有形的，里面走的是营气；经脉走的是气，走的是生物电，走的是无形的能量。

医经者，原人血脉经落骨髓阴阳表里，以起百病之本，死生之分，而用度箴石汤火所施，调百药齐和之所宜。至齐之得，犹慈石取铁，以物相使。

拙者失理，以瘉为剧，以生为死。

1. 医经是讲述"原人血脉、经络、骨髓、阴阳表里"的经典

"医经者,原人血脉经落骨髓阴阳表里"

我们先看第一类,还是倒着看,把书名跳过去,先看作者对经书的总结。

第一类叫"医经"。什么叫"医经"?能称之为经的东西是什么?医经就是讲述"原人血脉经落骨髓阴阳表里"的经典。

什么叫"原"?原就是探究它的本原,我们上中学的时候学过一篇古文,是黄宗羲写的《原君》,文章阐述的是,作为一个君王,他本来是干什么的。他说:"有生之初,人各自私也,人各自利也;天下有公利而莫或兴之,天下有公害而莫或除之。有人者出,不以一己之利为利,而使天下受其利;不以一己之害为害,而使天下释其害……"仁君是干这个的,而不是骑在人民的头上作威作福的。

医经是一种抽象的理论。为什么说它抽象?因为它研究精、气、神。精可以看见,气和神你看得见吗?但它存在。你看不见、摸不着,不见得你掌握不了它的运行规律和特点。

医经是探索人的血脉的,而血脉——动脉血管、静脉血管是看得见的。其实,人体所谓的五脏(臟),都是密集的血疙瘩,动、静脉在那儿交会。每个血疙瘩都分泌出各种不同的液体,比如,胆储存胆汁,肾脏(臟)分泌尿液,胰腺分泌胰液,里面含有各种蛋白酶、消化酶、淀粉酶。这些在医经里都有描述。

中医是研究到了形而下的东西,研究到了其背后指使它的是谁,这是一个医学伦理的问题。后世很多人不明白,非要把西医的脏(臟)器跟中医

的概念去对照，你的 spleen 就是我的脾，你的 heart 就是我的心……这不是扯淡吗？中医的五脏（臟）六腑里有三焦，拿什么对呢？所以，中医研究的是抽象的、功能的概念，而不是拿一个解剖的东西来对。

医经要研究人的经脉、血脉。血脉是有形的，里面走的是营气；经络走的是气，走的是生物电，走的是无形的能量。

第一，经络里面确实有气，我们呼吸的气（人的皮肤也是能呼吸的），还有细胞和细胞间存在的气。不然的话，你打嗝儿、放屁的气从哪儿来。第二，它有无形的能量。第三，它有生物电的传导，这是中国人的发现。

骨髓不用说了，骨头和里面的髓是有形的存在。

接着是"阴阳表里"，这个概念就偏于抽象了，前面说的那些东西还有点儿物质或功能的存在，"阴阳表里"完全就是理论。

现在，很多地方的中小学生已经开始学习中医课程，这是好事。但有一帮自卑感极强、屈辱感爆棚的家长反对说："耽误我的孩子。"其中的道理很简单，讲中医的人有问题，没有把最朴素的、最严谨的中医的基本概念给大家讲清楚。

之所以讲阴阳，是因为我们认为太阳和月亮的运行变化，对万物都有影响。我们探求的是昼夜、四季的变化规律，以及对人的健康产生的影响。基于这一点，阴阳有什么错呢？"表里"也是一个概念，病在表，不能用作用在里面的药，因为它的关注点不在那儿。"表里"的概念在中医治疗外感天行病里特别重要，有一分表证就必须用一分表药。我看到有些大夫一直致力于用中医的理论方法诊断疾病，在他们眼里，很多病都是感冒没好，即表证没解的缘故。表证没解可以引起很多病，比如肾炎、肺炎、心肌炎、心包炎等。医经探究了这些概念最基本的出处和起源，把这些基本的道理说明白了。

2. 不管是什么样的病，通过医经的分析，就能挖出病根

"以起百病之本，死生之分，而用度箴石汤火所施"

我们说治病求本，"本"是树干的意思，树发病最初会表现在提前凋落的枝叶上，如果你只关心枝叶，你就是一个浅薄的医生，是一个庸医；你要到树干上去找原因，在树干上找到原因以后，再加以调整，枝叶就会变得健康、繁茂，这叫"治病求本"。

但老百姓还有一句话："中医治病能除根。""根"和"本"不一样，

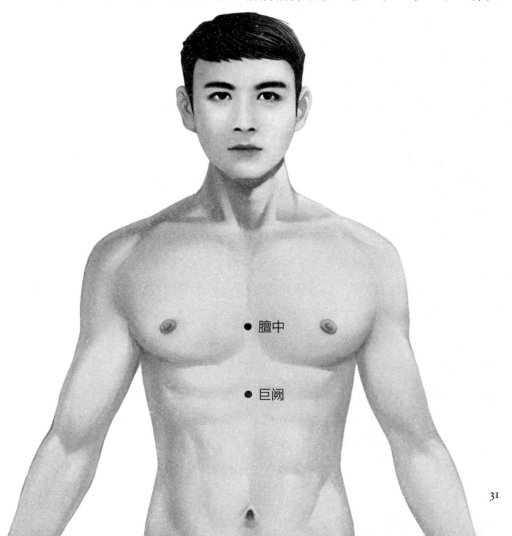

"根"是埋在地底下的，"本"是长在地上的。

除根就深了——挖掘疾病的本源，也许等到时机成熟，它就像冬笋一样冒出一个尖，变成了春笋，长出了竹子；如果时机不对，它又缩回去了。斩草要除根，所以，拔根这件事要从神的层次上、从精的层次上找原因。

我以前说过："真正的解脱是在神的层面上的解脱。"

有一个病例——幻肢痛：一个人的胳膊没了，但他总觉得胳膊上的某根手指在疼。对此你可能不理解，为什么胳膊没了还觉得手指疼？这就是神的层面上的痛苦。很多人失恋、离婚、感情受到伤害后强作欢颜，意识层面认为自己没事了，结果我一点他的膻中穴或巨阙穴，他疼得能跳起来。

有个病人说了一句很经典的话："我以为我忘掉了。"这就是伤的根很深。

那究竟怎么除根呢？第一，我们有理论；第二，我们有方法。

"起百病之本"——不管是什么样的病，通过医经的分析，就能找到它的主要原因，找到它的本，找到它的树干，然后去挖出它的根。

"死生之分"讲的是预后，这个病能不能治。扁鹊救虢国太子，使别人认为扁鹊把死人救活了，这其实就是死生之分，你们的判断跟扁鹊是不一样的。还有"扁鹊望桓侯而还走"，你们认为病人活得好好的，扁鹊却认为没救了。

这里只能通过中医的理论——医经上的话去掌握死生的分界。

"用度"（"度"是考量的意思）涉及技术层面，我们说道、法、术、器。道是指原理，法是指阴阳、昼夜四季的变化，术是用针、石、汤、火所施的方法，器是所使用的工具和手段。

最早人们用针的时候，用的是荆棘上面的尖刺，也有用磨的竹子、木头削成的针，还有用骨头磨成的针。后期有了金属冶炼，就有了金属的针。这是中医针刺治疗的方法。石不用说了，就是砭石，刮痧、切割、排脓用的；汤就是我们说的汤液、煮药、煎药；火就是火疗，"汤熨之所及也"，就是用汤液和火疗去调理身体。这些是治病救人的技术和方法。

3. 上天有好生之德，你有百病，我有百药

"调百药齐和之所宜"

你有百病，我有百药。从上天有好生之德这个角度来讲，任何疾病都有与它相应的解药。这是医生治病救人的强大心理基础。

"疾虽久，犹可毕也。言不可治者，未得其术也"是说，老天是有这种配备的。"调百药齐和"就是伊尹干的事了。单味药的功效明显，但它的正作用强，副作用也强。不要以为中药就没有副作用。怎么办呢？我们可以用其他药来制约一味药的偏性或毒性，让它平和地、及时有效地、快速地达到治疗效果，所以叫"调和"。

关于"和"再多说一句，"厚朴中医"开了西餐课和中餐课。为什么开西餐课？第一，在这个世界上，其他国家有好吃的东西，你不能因为没吃过好的西餐，就说中餐天下第一，这不是孤陋寡闻吗？第二，理解了怎么做西餐以后，就知道中国人的智慧有多高级。西餐烤牛排，边上放一根胡萝卜条，放一个土豆片，放点儿沙拉或其他酱汁，把它们放到一起就叫"合"。它们之间不发生关系，或者到你的胃里才发生关系。中国人是和——把这些食材在锅里都搅和到一起，产生一种新的味道。比如，你在这儿放一盆水，在那儿放一碗面，你把它们放在一起叫"合"；等你放上酵母菌发酵，兑上碱，蒸出来的馒头就叫"和"。你喝一口水，吃一口面粉是什么感觉？

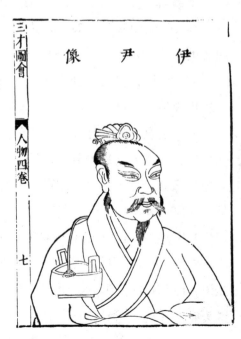

《三才图会》中的伊尹像

以前也有这种情况，志愿军在朝

鲜打仗的时候，都是吃一口雪，就一口炒面，就那么吃。那么吃对身体功能的要求就很高了，如果你的身体功能弱，是吃不了那个饭的。

中餐之所以好，是因为它替人的胃肠做了很多工作，直接达到了和，而西餐是人们吃进去以后才会和。换句话说，中国人的胃娇嫩，到外国吃饭吃不惯，外国人吃中餐就没味儿，就是这么一个道理。

单味药是一个样子，把它们放在一起就会产生一种新的组合，产生一种新的效应；不同味的药合在一起，会产生一种新的方向，产生一种新的功能，对脏（臟）腑归经都有新的影响，这是很高级的。

4. 任何药，背后都有一种能量
"至齐之得，犹慈石取铁，以物相使"

"至齐之得"的"齐"应该念jì，就是"方剂"的"剂"。

有人认为中医是慢郎中。其实，中医止痛、解除烦躁、消除失眠多疑的效果都是立竿见影、效如桴鼓的。

很多中医都经历过那个阶段——开始给人看病，不能说把人治坏了，反正也没治好。最痛苦的是，人家吃了你开的药，一点儿响动都没有，泥牛入海无消息。哪怕是你用错了药，吃得病人满嘴泡、跑肚拉稀也算有点儿反应，很多人吃进去以后，没一点儿响动，这个时候最尴尬。因为你不知道怎么调，热了你可以用点儿凉药，凉了你可以用点儿温药，你知道有反馈，但有时候一点儿反馈都没有。

其实，这就是人的身体或者患者本身的疾病强大，而医者的气场太弱。真正有效的，特别是我们跟着老师学习以后发现，要慢慢学会使用经方，经方就是伊尹传下来的方剂，人家配伍绝对不是那种浅薄的思维能理解的。一说"前额头痛用白芷，后脑勺痛用细辛，头两边痛用川芎"，后世没落了才会这么想。

以前，中医配伍讲的是气味归经、升降浮沉、补泻，所以经方真正用好了以后，效如桴鼓。文中用了一个比喻"慈石取铁"，说明在古代人们早就认识到了这个问题——同极相斥，异极相吸。

我记得上中学物理课的时候，塑料梳子摩擦头发后可以把小纸片吸起来。古人意识到琥珀拾芥——琥珀被摩擦以后产生一种电，能把碎末吸起来。所以，我希望大家都去体会"慈石取铁"的这种感觉。因为我们做艾灸的时候，经常能体会到人体的穴位在吸自己的感觉，而且吸饱了以后，它会往外顶，就像同极的两个磁铁互相排斥一样。

高明的医生用中药，或用其他方法治疗疾病，都会达到在场的层次上沟通的效果。你开的任何药、用的任何方法，背后都有一种能量，这种能量通过改变人体的能量，最后达到一种治病的效果。

很多人总是从物质层面理解中医，比如中医用石膏可以退热，他们研究半天，认为石膏根本不溶于水，怎么吸收呢？不溶于水就吸收不了，吸收不了起什么作用？我们中医还用金子镇惊安神，熬药的时候把金戒指丢在药锅里煮，金子的质量没有损耗，为什么能起到一种镇惊安神的效果？其背后不仅是物质，这叫"以物相使"。

道家最高明的地方，就是利用不同类的物或质，用它们背后的气和能量互相作用，产生一种相生、相克、相杀、相使、相畏、相辅、相成的效果。

5. 为什么"身怀利器，杀心自起"

"拙者失理，以瘉为剧，以生为死"

最后，《方技略》的整理者李柱国又发表意见了——每次李柱国整理《方技略》的时候，开始都说的是正面的话，到最后他得说几句反话。为什么说反话呢？就是提醒后世看到这些书的人小心点儿，"身怀利器，杀心自起"，你觉得这个东西很好玩儿，你拿去用，最后会把人害死。

"拙者失理"的"拙"是指手脚不灵活的人。

我以前讲过，"傻"是头脑不清楚，"笨"是躯干不灵活。比如，有人得强直性脊柱炎，脊柱的颈曲、胸曲或腰曲消失，人会产生一种僵硬的感觉。很多人精细动作不行，比如夹个花生米，或者是把掉在桌子上的针捡起来这类精细动作就差。从西医的神经反射理论来讲，能解释很多这些事；从中医的精、气、神理论来讲，也能解释这种情况，当然也有解决方案。

李柱国认为蠢笨的、脑子不灵光的、没有逻辑思维也没有抽象思维的人学了医经，会出现什么毛病呢？"以瘉为剧，以生为死。"

什么是"以瘉为剧"？中医看病，要判断顺逆，比如病人发高烧、拉肚子、感到疼痛，中医要先判断病人出现的这些自认为是痛苦的症状，对身体的治愈是好事还是坏事？中医要先判断这个，而不是病人的身体一旦出现不舒服的症状，就马上把它打压、消灭。

很多人在接受治疗以后，会出现排病反应。举个最简单的例子，我在练功、掌握针刺方法以后，我扎的病人都得气；原来半天也没有感觉，后来只要针一进去，就得气，而且针尖没到的地方也有气感。还有一种情况，有的病人扎完就疼，要疼好几天。还有一个显著反应——很多病人扎完针后，之前多少年不发烧，当天晚上就发烧了，却没有任何痛苦；虽然烧了一晚上，但对第二天起床毫无影响。

当病人有这种反馈的时候，一开始我也不知所措，后来自己慢慢了解多了，就知道这是疾病向痊愈发展中不可缺少的一个过程。之前我还没有名气，病人对我半信半疑，出现这种扎完针就发烧的情况，还来找茬闹事。其实，他也挑不出毛病，因为我们用的针是无菌的、一次性的，所以不会因为针的消毒不好给病人造成感染。而且如果医生扎坏了，或是感染引起的发烧，那不是一晚上就能好的事。

因此，**在疾病康复、痊愈的过程中出现这种貌似疾病加重的情况，是常见的。**如果一个庸医对这种情况判断不对的话，就会出现"以瘉为剧"，把自己吓坏了。但也有可能会把真正恶化的病情，当成了排病反应。最后，导致出现"以生为死"——把病情改善当作加重。

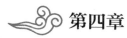

第四章

为什么说《黄帝内经·素问》《黄帝内经·灵枢》是删节版

我们凭着残缺版的《黄帝内经·素问》和《黄帝内经·灵枢》，就这么辉煌了两千年。如果能得到全本更了不得了，只要你去学、去习、去实践、去造福别人。

【经文】

黄帝内经十八卷。外经三十七卷。扁鹊内经九卷。外经十二卷。

白氏内经三十八卷。外经三十六卷。旁篇二十五卷。右医经七家，

二百一十六卷。

1. 现在我们看到的《黄帝内经》是删节版，也是改写版的《黄帝内经》十八卷

"黄帝内经十八卷"

（1）《黄帝内经》十八卷都失传了

在上一章里，我讲了医经的"撮其指要"，录其大意——它主要是讲什么的。接下来我讲一下医经里到底有什么。

"黄帝内经十八卷"赫然在列。可能大家都记得我跟梁冬对话《黄帝内经》时就提到过《汉书·艺文志》，其中医经有："黄帝内经十八卷。外经三十七卷（那时《黄帝外经》比《黄帝内经》还多）。扁鹊内经九卷。外经十二卷。白氏内经三十八卷。外经三十六卷。旁篇二十五卷（不知道归在哪儿，但跟医经的内容是有关的）。"由此可见，内、外是分开的。

右医经七家，二百一十六卷。

为什么说"右"呢？因为古代的书都是竖排的，从右往左，所以作者列出条目后，在左边写了这句话。

我上大学的时候，就请教过老师："《黄帝内经》十八卷在哪儿呢？"老师说："失传了。"我说："不是有《黄帝内经·素问》吗？"老师说："那是删节版，也是改写版。"

延伸阅读 | 经有经言、师曰两种表达方式

很明显，经是直言其事，有两种表达方式：一种叫经言，一种叫师曰。经言就是上古传下来的那些话，比如《上经》《下经》《阴阳》《揆度》等，没商量，没讨论，直接说真理。师曰是黄帝学派的理论，在不同年代传承的过程中，很多老师会把自己的体会，包括对经的解和释——以经解经叫"解"，用经以外的东西说它叫"释"，以师曰的形式附在后面。读他的书能明显读出来，有时标写得很清楚。比如，现在留下的《黄帝内经·素问》有九篇，后面就有一个小篇记，其实就是某个朝代的名师对文章的解和释。

（2）《黄帝内经·素问》是后世一位大医把《黄帝内经》或《黄帝外经》的部分内容，以对话的形式改写而成的

想一下在西汉末年和东汉初年，《黄帝内经》十八卷赫然在国家图书馆的档案里存在着。但遗憾的是，过了四五百年，到了隋唐时期，也就是公元600年左右，经过了几次大的战乱，特别是南北朝分裂，衣冠南渡，中华文明的重心向长江以南转移后，原来在中原地区诞生的文明逐渐衰落。

在这里要说几件事：一个是东汉末年，三国时期，尤其是董卓进了洛阳后烧杀抢掠。据史书记载，他们把皇家图书馆里的竹简、帛书（写在绢帛上的书）等经典书籍，一路当柴火烧，导致这些书都被焚毁了，这是最大的劫难。那个年代"白骨露于野，千里无鸡鸣"——人命都保不住，更何况这些无形的精神财富。

后来，三国归晋，西晋出现了八王之乱——司马宗室的一群人内斗，这个朝代的官员不是亲就是戚，所以皇帝都得防着，结果打得不亦乐乎。外族入侵，他们都跑到南方去了，这又是一个大的劫难。

接着南北朝分治，北边被鲜卑人统治，我的老家在山西大同，那时叫平城，就是北魏的首都。南边是宋、齐、梁、陈，它们之间来回地你杀我、我杀你，都是底下领兵的大臣造反，而且国家的信仰在不停地变化，中华的道统逐渐失去。"南朝四百八十寺，多少楼台烟雨中。"——当时人们抛弃了自己的传统和信仰，反正外来的和尚会念经。但奇怪的是，到了北魏孝文帝拓跋宏统治的时候，就下令穿汉服、学汉语、起汉文名字、循汉朝的礼仪、迁都到洛阳……此举使得蛮夷之人回归中华文明。

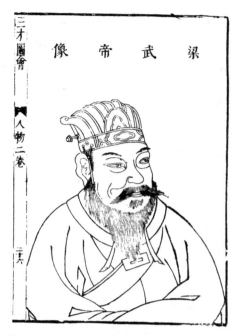

《三才图会》中的梁武帝像

之前，中华文明所谓的继承者，尤其是梁武帝，动不动就把自己圈到庙里出家，朝廷再花钱把他赎回来，念佛吃素也是他大力提倡的，还假模假式地搞了一套东西。最后他死得很惨——经历了侯景之乱，被活活饿死了。所以，那个阶段的魏晋风度，谈玄论道，我个人觉得都是人们活在极其痛苦和饱受压力的状态下，一种貌似的清高，我没看出他们有一点儿心情舒畅的感觉。想一下汉朝的气象，一帮人躲着哭哭啼啼地喝杯酒，总想着要北伐，伐个头啊伐！

到了隋朝，国家相对统一以后，有个太医叫杨上善，他把这些破碎的、散乱的、跟《黄帝内经》有关的竹简，编了一本书叫《黄帝内经太素》。第一篇不叫"上古天真"，叫"顺养"，里面的对话不多，经文多。这是我们目前能找到的比较早的跟《黄帝内经》有关的书。有意思的是，这本书后来在中国失传了，十九世纪日本学者在日本仁和寺发现《太素》残卷二十三卷，人们把它找回来，重新校对、刻印，这才终于出版了。

到了唐朝一统天下以后，太平盛世，太医王冰广泛收集，求书、信书，用他能整理到的跟《黄帝内经》相关的东西，编纂了一本书——《黄帝内经·素问》。

《黄帝内经·素问》不是经，是论——对话，很明显这个对话的改写人是一位很高明的医生，对《黄帝内经》有深入的研究。他起的篇名，比如"上古天真""四气调神""生气通天""阴阳应象"，等等，都是很高级的概括和总结。而且很有意思的是，这些篇名是仿《阴阳大论》的。有一个关于五运六气的专著叫《阴阳大论》，一共有七篇。既然叫"大论"，就是黄帝跟岐伯讨论的内容，这种形式就是问答。

我个人认为，后世（即东汉以后）有一位很高明的医生，把《黄帝内经》或《黄帝外经》的部分内容，以对话的形式改写成了《黄帝内经·素问》。

当王冰收集到这些东西的时候，他把《阴阳大论》七篇也当成《黄帝内经》的内容糅合在了一起，编写了《黄帝内经·素问》，一共有八十一篇，他自认为做了点儿贡献。

他根据张仲景的《伤寒杂病论序》里提到的一些线索（张仲景说自己写《伤寒杂病论》的时候，"撰用《素问》《九卷》《八十一难》"），就认为《黄帝内经》十八卷，《素问》九卷再加上另一本《针经》九卷，正好是十八卷，就把这个数凑齐了。《黄帝内经·素问》和《黄帝内经·灵枢》，是《黄帝内经》和《黄帝外经》的改写版，是删节版，而且是对话版。打个不恰当的比喻，这种对话免不了带有时代的烙印。所以，人们根据对话中的遣词造句，包括避讳的点，还有所涉及的地域名字，推测《黄帝内经》是东汉或西汉的人写的，最早不超过战国时期——这完全是一厢情愿的臆测，不是那么回事。

（3）《黄帝内经》就是表达"三观"——世界观、价值观、人生观的

我上大学的时候，老师就告诉我，很遗憾《黄帝内经》十八卷失传了，现在只留下一个残本，但这个残本也了不得。两千多年来，人们靠王冰整理的《黄帝内经·素问》，还有史崧整理的《黄帝内经·灵枢》，在临床实践中治疗各种疾病，给我们提供了丰富的、严谨的理论支持。

明末清初的陈士铎仿冒《黄帝内经》的文笔，写了一本《黄帝外经》。陈士铎写过很多书，在《石室秘录》中，他总结了很多傅山（字青竹）的东西，而且搞得神神鬼鬼的。陈士铎说《黄帝外经》是他在山上见到的一个白胡子老头儿传给他的。

我认真研读过《黄帝外经》，读了以后我就知道它不对。为什么呢？因为人们写文章都有文风，遣词造句，包括观点都贯彻在文章里。打个不恰当的比喻，我在"微博"上发的东西一般都是正能量的，那些个人情感或一些负面的东西，我不在公开场合流露，包括对同行、对一些事情的评价，我都是避讳的。所以，我一直想注册一个小号，把一些想说的话，甚至想骂人的话发在小号上，后来这个念头还是打消了，因为用不了三个月，大家就知道这个小号是徐文兵的。为什么呢？你的观点、你的态度、你的口气、你的文笔、你的遣词造句……人家一读就知道。

我读陈士铎所谓的《黄帝外经》，第一篇是《阴阳颠倒篇》，他说："顺则生，逆则死也。"我一看就知道这些东西不对。拿到三申道长的《玄隐遗密》后，开始我也是抱着怀疑的心态去读，后来发现，三申道长传下来的东西是对的。如果没有拿到《玄隐遗密》，我们真的没有必要学《汉书·艺文志》的这些东西。为什么呢？因为它失传了，失传了以后再想办法学习，等于把痛苦回味一遍，没有任何意义。

可喜的是，三申道长公布的这套书，就是《汉书·艺文志》记载的《黄帝内经》十八卷，三申道长也公布了《黄帝外经》的部分内容。

这十八卷不仅有内容，而且有篇目，每篇都有很好的名字。第一篇叫阴阳——"阴阳者，天地之道也"，这是我们中医考虑一切问题的根本。接下来的十七篇的第一个字都是"太"。特别有意思的是，我跟梁冬讲《黄帝内经》的时候，我提出了四个字——"易初始素"。记住我说的这四个字，你就知道《黄帝内经》十八卷有这四个篇目。它讲的什么？讲的就是我说的那些内容——未见气的世界是什么样的，有了气以后的世界是什么样的，有了形以后的世界是什么样的……就像碳原子，形式一样，组合却不一样，它可以变成石墨跟金刚石；水分子都是 H_2O，但分子链不一样，水的性质也不一样。

《黄帝内经》十八卷，有十篇。

其中一篇叫《太无篇》，告诉大家，有两个"无"，但这两个"无"不一样，一个是"無"，没有形，没有质；还有一个是"无"，在古代也存在，代表没有气，连气都没有，就是更高级的无。

《千字文》里有一句话叫"天地玄黄，宇宙洪荒"。是什么意思？就是天玄地黄，"玄"是黑，"地"是黄。所以，《黄帝内经》还有《太玄篇》和《太黄篇》。

还有两篇也好记，一篇是《太朴篇》，"朴"是未经雕琢的树；一篇是《太华篇》，"华"是花开的样子。

还有五篇分别叫《太常篇》、《太昊篇》、《太合篇》、《太乙篇》（"乙"是星象，讲的是北极星）、《太微篇》。

以上就是《黄帝内经》十八卷，每卷数目不等。上篇一共是十卷，有九十九篇文章；下卷是八卷，有六十多篇文章。

更可贵的是，三申道长在 2008 年就把这些东西全部公布到网上了，但遗憾的是没人看或没人看得懂。

总的来说，《黄帝内经》就是表达三观——世界观、价值观、人生观的。

2.《黄帝外经》说什么

"外经三十七卷"

《黄帝外经》三十七卷的内容是什么呢？

以前，人们推测《黄帝外经》讲的是外科治疗技术。其实，我拿到《玄隐遗密》后，发现《黄帝外经》应该包括了三申道长公布的两卷书，一卷是《九常记》，其中大部分内容可以印证在现在的《黄帝内经·灵枢》里；另一卷是《九真要》，讲得更高级了，讲到了治国、用兵、打仗。

《九真要》的主要内容，居然和二十世纪七十年代马王堆出土的《黄帝四经》的内容完全一致。所以，现在很多学者根据考证去填里面缺的字、错的简——三申道长把这些内容都完整地公布出来了，对照一下就能把缺的字补上。

我们现在拿到的《玄隐遗密》，没有太多讲外科的内容。据三申道长说，外科的知识主要在《白氏内经》《白氏外经》里。

《阴阳大论》是《玄隐遗密》单独列出的一本书。我个人认为，这本书应该是独立于《黄帝内经》《黄帝外经》之外或后人加进去的一本书。

说到这里你就知道，我们现在有多么幸福，这些书有多么珍贵，我们得到了失传将近两千年的《黄帝内经》十八卷和部分《黄帝外经》的内容。希望大家赶紧去读这本书，去实践这本书。

3.《黄帝内经·素问》《黄帝内经·灵枢》
删去了哪些宝贵的中医理论

我读完三申道长版的《黄帝内经》——《玄隐遗密》后，有一些感想：《黄帝内经·素问》《黄帝内经·灵枢》删去了很多宝贵的中医理论。

删去了哪些呢？

第一，中医讲脏（臟）象理论，《黄帝内经》只讲了五脏（臟）六腑。我上大学的时候曾问老师："甲状腺怎么论？胰腺怎么论？肾上腺怎么论？"中医解剖上不提它，功能上应该谈到它。

这些理论不是没有，而是被删掉了。在《玄隐遗密》这本书中，明确提出了六墟理论，详细论述了脂肪代谢在人体生理上的重要功能或对人体生理功能的重要影响。

我在写《字里藏医》的时候，专门写了"膏肓"。其实，膏肓只是脂肪代谢的一部分，肚皮下的黄油叫"肓"，包裹脏（臟）器的叫"膏"。大网膜、肠系膜的油叫"膋"（liáo），生殖腺的油叫"育"。甲状腺、胰腺在三申道长的书里都有。由此得知，我们得到的脏（臟）象理论是不全的。

第二，我们看到的脏象（臟）功能是被简化了的。而在三申道长的书里，小肠又能分出若干种具体的不同功能，大肠也是。而且三申道长提到了大脑不同部位的功能。

还有络脉。根据《黄帝内经·素问》和《黄帝内经·灵枢》传下来的理论，我们知道人有十二正经，加上奇经八脉，一共是二十条经脉、三百六十一个穴位，而且每条经上有一个络穴。

关于络脉的解释，有孙络、支络，但在三申道长版的《黄帝内经》里，完全把络脉的循行经过写得清清楚楚。也就是说，每条经脉都带着自个儿的络脉，起沟通的作用。

我们的经脉都是纵向的，络脉很多是横向的。所以，只有经脉不对，应该有纬脉（就是指络脉）。络脉有三百六十五个穴位，把位置也写得清清楚楚，每个都有自己的名字，跟我们现在学的经穴一样，比如神门穴、神道穴、神封穴、神堂穴、神庭穴，等等。

后人总说发现了经外奇穴，现在拿到《玄隐遗密》这本书一看，那些说法都是扯淡，那不是经外奇穴，其实是络穴。这就是《玄隐遗密》中保存下来的失传的内容。

《玄隐遗密》中有一个是溪谷穴，在现在的经穴理论里也还有一些残存，比如前谷穴、后溪穴、太溪穴、然谷穴，都跟"溪""谷"有一定关系。

"溪"和"谷"经常在一起混用，在三申道长版《黄帝内经》——《玄隐遗密》里，溪谷穴是独立于经穴和络穴之外的另一个系统。确切地说，"溪"不是穴，而是一道沟——谷宽一点儿，溪窄一点儿。

"溪"的繁体字是"谿"，很多人看到"溪"望文生义，认为里面流着小溪水。太溪到底是大水还是小水？大家记住，"溪"是肌肉间隙，我们都啃过羊腿、吃过肉。其实，肌肉之间是有一层膜的，膜与膜之间的缝隙被古人称为"溪"。所以，治疗溪的问题，需要一根长点儿的针，扎到肌肉的间隙进行刮和擦。

上大学的时候，我跟着老师在针灸科，记得那会儿北京东直门医院针灸科有位主任医师叫高洪宝，他是北京中医学院第一届毕业生。高老师针刺的技术非常好，他当时扎有颈椎病的病人时，我就问他："老师，后脖子这里没什么穴位，你为什么要取那儿？我们怎么去辨证？"

其实，脖子那里不是没有穴位，而是没有经穴，但有溪穴。所以，老师就扎到肌肉和肌肉的缝隙间，临床效果非常好。谷穴是什么呢？谷穴是肌肉和关节的接缝，痛感更强，能治深入内脏（臟）的疾病。合谷穴、然谷穴、陷谷穴都带有失传的成分。但现在，三申道长把溪谷穴的这套细图也公布出来了。

后世流传一个学派叫"腕踝针学派"，就是在手腕、脚腕的关节肌腱接缝的地方扎针，效果特别好。现在，人们觉得这是自个儿的发明或独创，其实古代就有。也可能他家就是这么传的，但传来传去就失传了，忘了是谁告诉他的。

延伸阅读 ｜ 从伏羲、女娲、神农传承下来的卦象、
中药、方剂等内容，三申道长版
《黄帝内经》中都有

我以前讲过，黄帝既然正统地传承了神农，神农又传承了伏羲、女娲，那么《黄帝内经》里应该有伏羲八卦的内容，但《黄帝内经·素问》里没有，《黄帝内经·灵枢》里也没有，而三申道长版《黄帝内经》里都有。比如，卦象的意义，卦象跟人体的对应关系，对每个卦的解释，等等。

黄帝既然继承了神农，为什么我们学的《黄帝内经·素问》《黄帝内经·灵枢》中没有中药呢？就存了十三个方，有一个方还是有名没药——生铁落饮，鸡矢醴、半夏秫米汤却有。

既然黄帝继承了神农，为什么没药呢？

其实，不是没有，而是失传了。三申道长版《黄帝内经》里全有，恨不得还能找出《伤寒杂病论》里的很多内容。也就是说，《伤寒杂病论》不是张仲景写的，而是他编的，继承了《汤液经法》。《汤液经法》也有黄帝的传承。

能得到失传两千年的东西，学习、应用、证道、悟道，这是何其荣幸的事情。所以，我用了大概一年零八个月的时间，用毛笔把这本《玄隐遗密》抄了一遍，三十万字左右。别人看着很费劲，以为很难，但我自个儿乐在其中，这是一种幸福。

4.《扁鹊内经》《扁鹊外经》没失传，就是现在的《黄帝八十一难经》

"扁鹊内经九卷。外经十二卷"

《扁鹊内经》《扁鹊外经》没失传，就是现在我们学的《黄帝八十一难经》，"难"在这里是提问、诘难、问难、责难的意思。

《黄帝八十一难经》是扁鹊针对自己的学生学习黄帝学派的经书后产生的疑惑，结合自己的体悟和临床实践，给学生做出的解答，书中一共解答了八十一个问题。

总之，黄帝学派的传承人中，扁鹊是一个很厉害的人。但他到底是秦越人，还是长桑君，还是东海宫，不好说。

尽管这本书的作者是谁现在尚无准确定论，但这本书到现在都还在指导着我们的临床实践，让无数的医者和病人受益无穷。

5. 据三申道长推测，淳于意传的应该是《白氏内经》或《白氏外经》

"白氏内经三十八卷。外经三十六卷"

我跟三申道长讨论过这件事，说到了淳于意，因为《汉书·艺文志》的序里提到了淳于意——"汉兴有仓公"，但没有提到淳于意捐的那些书。因为淳于意捐的书不是《黄帝内经》，他在给汉文帝写的汇报里说了，他读的是《上经》《下经》等书。

我向三申道长请教，三申道长说："在淳于意的传承里，有扁鹊、长桑君、子阳……而且传承的序列里，到了汉朝的时候有华佗，他们说华佗把书烧没了，但他活了那么久，可能传给了很多徒弟。而这些传承中就是没有淳于意，也就是说，淳于意传承的也是黄帝学派，扁鹊学派的内容是他的另一个分支。"

据三申道长推测，淳于意传的应该是《白氏内经》或《白氏外经》，或者刘向、刘歆、李柱国把淳于意献给汉文帝的典籍编到了《白氏内经》和《白氏外经》里。

以前，我想过一种可能，有可能淳于意献书以后，汉文帝组织这些高明的医生，把淳于意献的书分别编撰成了《黄帝内经》《黄帝外经》。但从三申道长的序言和介绍来看，"黄帝内经"这个名字在传承的系列里，是在商朝就确定了的。商朝初建时有一个王子，他没有机会当君王，就开始研究文化，组织一帮人编撰这些经典古籍，当时就命名为《黄帝内经》《黄帝外经》《九真要》《九常记》……所以，他们的传承历史跟淳于意的不一样。但两个学派传承的内容是一样的，都经常会引用《上经》《下经》《揆度》《阴阳》《药论》《石神》里的内容。

要我说，这三部医经有一部就够了，干吗那么贪？我们凭着残缺版的《黄帝内经·素问》和《黄帝内经·灵枢》，就这么辉煌了两千年。如果能得到全本更了不得了，只要你去学、去习、去实践、去造福别人。

6. 推荐专业的中医大夫学《玄隐遗密》，对初学者而言，学王冰、史崧版的就行了

"旁篇二十五卷"

"旁篇二十五卷"就是跟经典相关的内容。

我在抄写医经的过程中，对照王冰、史崧的版本，发现了很有意思的事。为什么说《黄帝内经·素问》和《黄帝内经·灵枢》是删节版呢？谈到治疗疾病最关键的选哪条经它都提了，但要真的选某个穴，怎么扎、怎

么刺、怎么灸等最关键的内容，全被删掉了。

三申道长献出的这本书，已经在中医古籍出版社出版了。我拿到这本书以后，做了一件事——对照着王冰版的内容，重新做了一个补注。也就是说，补充的那些对话是《黄帝内经》中没有的。两个版本共有的内容，用黑字印刷；《黄帝内经·素问》独有的内容，用绿字印刷；《玄隐遗密》独有的内容，用红字印刷。

我总想着以前肯定有老中医留了两本书，一本先传出去，然后临死前把秘本也传出来；有的人可能闭眼前没法传，就导致那本书失传了。因此，市面上流传的就是这种删节版。

我个人向专业的中医大夫推荐《玄隐遗密》，大家去实践、验证它到底是真的还是假的。对初学者而言，大家还是学王冰、史崧版的就行了。毕竟学《玄隐遗密》对专业度要求有点儿高。

从我讲《黄帝内经》前传和后传能看出来，号称听过我和梁冬对话《黄帝内经》的人有几百万人，但真正扎扎实实地学习、充实自己的人还是少数。其实，这个东西很简单，各从其欲，皆得所愿。

本章我着重介绍了《汉书·艺文志》记载的《黄帝内经》，隆重地向大家推荐了《玄隐遗密》。

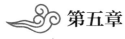

第五章

中医是顺应天道做事的一门
技术，其背后是顺应自然，
而不是人定胜天

病人得了病先观察，如果病人通过得病反思，能
改变自己的思维、生活习惯，能自个儿调整好是
最好的。

【经文】

经方者，本草石之寒温，量疾病之浅深，假药味之滋，因气感之宜，辩五苦六辛，致水火之齐，以通闭解结，反之于平。及失其宜者，以热益热，以寒增寒，精气内伤，不见于外，是所独失也。故谚曰：『有病不治，常得中医。』

1. 经方有何神奇——药性结合人性，诞生一种平和的奇效

"经方者，本草石之寒温，量疾病之浅深"

上一章讲了《汉书·艺文志·方技略》的第一大类——医经类，相信大家看了以后都很感动。其实，我有点儿怅然。以前人们练武，都想得到老师的武功秘籍。现在三申道长把失传两千年的"武功秘籍"——《黄帝内经》《黄帝外经》公布出来，这么宝贵的东西却没人看。

没事，天下熙熙攘攘的都是浅薄、不识货的人。我们识货以后，没必要炫耀，学会后能照顾好自己、养育好孩子、照顾好家人，还能为周边人解除痛苦，这就足够了。

（1）"本"是探究药的本源的意思

本章讲《汉书·艺文志·方技略》的第二类——经方类。

经方者，本草石之寒温，量疾病之浅深。

这一句为什么要连读呢？如果你不连读，就不知道"本"是什么意思，很可能解释成名词，比如本草。

其实，"本"是追究本原的意思。医经篇的第一句话是"医经者，原人血脉经落骨髓阴阳表里"，这里的"原"是动词。有一个成语叫"原原本本"，其实就是探究来源的意思。

那么，经方的这些书说的是什么内容呢？

（2）经方是探究草木、矿物等药物本性的

药的本性是什么？我们给它定性叫"寒温"。草木自有其性，它的性是作用于人身上产生的反应，然后中医把这种反应列成了它的药性。

很多药，不管是中药还是西药，它的效果是会变的——用在不同的人身上，用不同的剂量，用在不同的时候……会产生不同的效果。甚至跟其他药物搭配，也会产生不同的效果，这都说明药效是变化的。

很多人想追求固定不变的药效，唯一的办法就是把药做得很毒。因为药的毒性大了，人的差异性、时空的差异性就可以忽略不计，它就会产生一种人们追求的所谓固定不变的效果。但这种药往往是正作用大，副作用更大，这是并行不悖的。所以，不少人很难理解中医的药效。

如果按照西方化学药的理论来解释中药，其实解释不了。因为中药的效果是不一定的，它需要的参数太多，同样一味药，用在不同人的身上，会产生不同效果。同样的药，用在同一人的身上，在不同情况、不同阶段、不同心情、不同饮食单位上，产生的效果也不一样。这就使很多人蒙了，他们觉得这不可能，不好掌握，为什么会这样？所以，他们就会问医生："凭什么别人吃这个药就有效，我吃了就没效？"

废话，这还用说吗？因为你跟他不一样。我给他量身定制了一身衣服，你冲进来说，你穿着不合适。因为那不是给你做的呀。

经方的本源就是基于对草木、血肉有情之品、矿石等药的本性的探索，也就是说，这些药到了你的身体里，带来的是阳性的、正面的能量，还是阴寒的、负面的能量。不能说阳就好，阴就不好，这都是不一定的。

药性结合人性，产生一种平和的效果，这是我们中医追求的。

热性的药给体质热的人用，这不是加重危害吗？阴性的药给体质阴的人用，他就会长瘤子。

基本上，中医的理论就是这样，先通过医经了解人性，通过本草和经方了解药性，再把它们结合就产生了效果。所以，很多人问这个药的效果

好不好，我只能告诉你这个药贵不贵，至于效果好不好、给谁用、什么时候用、用多少，这是因人而异的。

其实，很多人问的问题，都是基于一种直线思维。比如，一加一等于二，我都没法回答。

（3）不管有多少味药，中医第一个考虑的是寒还是热

经方的这些书探究的是"草石之寒温"。还记得在淳于意记录的病例里面，有一个大夫服用矿物药而死的故事吧——扁鹊说："阴石以治阴病，阳石以治阳病。"

我告诉你，石头药也有寒温之分，比如石膏、滑石都是寒的；还有一种药叫寒水石，吃进肚子里是凉的；再比如火硝、硫黄等药是热的，而且特别热，这种热不是物理性的热。

之前我讲过，辣椒就算被冰镇了，在身体里产生的能量也是热性的；牛奶就算被煮开了，在身体里产生的能量也是寒性的。

热的人，我们给他用凉的药，达到和的效果（和的前提是不同）；凉的人，我们给他用温热的药，也达到和的效果。让人最后达到平和，这就是探究草木的药性。

不管有多少味药，我们第一个考虑它是寒的还是热的。

（4）中医看病要根据疾病的浅深

第二个，"量疾病之浅深"。我们说阴阳、表里、虚实、寒热、深浅，一个是表里的问题，还有一个是病到哪个层次的问题。

中药是有归经的，入阳经，就偏表；入阴经，就偏里。入六腑，就偏表；入五脏（臓），就偏里。入皮毛，就偏表；入骨髓，就偏里。它能影响能量的格局或能量的层次。

有些药是解表药，它走的是表，不往里走。我们喝茶的时候也有这种

体会，比如，喝花果香特别浓郁的茶，就能解表；喝单丛（介于全发酵的红茶与不发酵的绿茶之间的半发酵乌龙茶），就能解表发汗；喝红茶，就往里走。

知道草木、矿物等药物的寒温，还要根据疾病的浅深看病。（疾和病不一样，疾有可能是单个的、突发的、急性的、来得快去得也快的一种病；病则是多种病合并在一起，而且有了明显的素质，即有形有质的表现。比如生气、上火、着凉等，都是能量的表达方式。）

2. 现在，只有人活得不像人

"假药味之滋，因气感之宜"

（1）舌头上的味蕾正常工作，人才能尝到滋味

"假药味之滋"中的"假"是借助的意思。

有两个跟"假"有关的成语，一个是狐假虎威，讲的是狐狸借助老虎的威力，走在前面告诉森林里的野兽："你们瞧瞧我有多厉害。"其实是告诉其他野兽老虎来了，而老虎却以为狐狸真的很厉害。

还有一个成语是假途灭虢，讲的是晋国要打虢国，中间隔了虞国，于是晋国给了虞国国君一点儿小恩小惠，借道攻打了虢国，后来，晋国把虞国也收拾了。

什么是滋味？我写了一本书叫《饮食滋味》，其中，"味"是口味的意思，不是气味。

要想有正常的口味，必须在唾液的滋润下，舌头上的味蕾是正常工作的状态下。很多人舌头上的味蕾退化、萎缩，舌面没有舌苔，舌体也是干裂的，这是缺乏津液（唾液）导致的。这种人吃任何饭都像吃沙子一样，有个成语叫"味同嚼蜡"，他比嚼蜡还痛苦。所以，他们吃饭经常是靠喝水往下送。

滋味是通过舌头的味蕾去分辨出来的。

（2）一边看东西一边吃饭，是对消化最大的伤害，是对人最大的不恭敬

"因气感之宜"是什么意思？就是闻到的那个味。

我讲过中药最早的服用方法是服气（为什么用衣服的"服"？因为人们把装有中药的香囊挂在衣服上，闻到那个味道就把病治了）。动物吃饭的时候肯定是先闻味，现在只有人退化了，吃饭的时候都是先拿手机拍照。

如今，手机真是一大祸害。有一次，我出差的时候在酒店吃早饭，十个人中有八个人都是一边看着手机一边吃饭，还有一个人是一边看着报纸一边吃饭，只有我一个人在默默地专心吃饭。一边看东西一边吃饭，是对消化最大的伤害，是对人最大的不恭敬。

我们吃饭的时候就好好吃饭，想一想跟饭有关的事，比如，饭是怎么做的，味道香不香。如果你这么做，体内的消化液都会分泌，吃进的东西就会被身体利用。但现在很多人都会在吃饭的时候看手机、看书、看报，甚至很多人上厕所也拿着书，这已经形成公害了。

以前我在御源堂出诊的时候，边上有一家日本人开的拉面馆，拉面馆的墙上全是漫画书，在里面吃拉面的人都是一边翻着漫画书一边吃拉面。我每次路过这家拉面馆就跟我妹徐文波说："御源堂的生意肯定会不错的。为什么？因为这家拉面馆天天给你制造病人。"

假药味之滋，因气感之宜。

每味中药除了它的本性（阴阳）和归经（入表，入里，入哪个脏［臟］、哪个腑）以外，还有一个具体的表现就是，它要发挥气和味的作用——味的作用就是五味调和。

3. 五味调和——不同的味道会滋养不同的脏（臟）腑

（1）少吃甜，多吃苦

五味里有酸、苦、甘、辛、咸，不同的味道会滋养不同的脏（臟）腑，比如，人们都说苦味不好，但苦补肾。这就是我经常劝人们少吃甜，多吃苦的原因。

酸味是补肺的，苦味是补肾的，甜味是补脾胃的，辛味（辛辣的味道）是补肝的，咸味是补心的。

五味再细化，焦和苦是一个味道。锅巴饭焦，你经常吃点儿锅巴有助于补肾，你补完肾，肾好了，水克火，就能泻心。如果你吃饭堵在嗓子眼儿，就可以吃点儿锅巴。

甘和淡是一个味道。我们喝的水叫甜水，也叫淡水，它是补脾胃的，但脾胃补过头就会伤肾，所以吃甜的东西就伤肾。

（2）水喝多了也伤肾

水喝多了也伤肾，很多人一天喝八杯水。多大杯？温水、开水还是凉水？喝多少？这些都是问题。有些人喝到不停地上厕所，还说这是在排毒，这种情况真是没法说。

（3）任何一种味道都有三个方向——补一个脏（臟），泻一个脏（臟），助一个脏（臟）

记住，任何一种味道都有三个方向——补一个脏（臟），泻一个脏（臟），助一个脏（臟）。

比如，酸味补肺，但肺补得太厉害就会克肝，所以酸也泻肝，肝火旺的人应该多吃点儿酸味的食物，肺阴不足的人也可以多吃点儿酸味的食物。另外，酸收心，敛汗，总是心慌，觉得心神收不住、心神外跃的人，也可以吃点儿酸的食物。

（4）咸和鲜是一个味道

咸味也有三个方向：第一，补心；第二，补心以后，火克金就泻肺，所以拉肚子的药基本上都偏咸味；第三，咸能润肾，能让一个非常坚的、硬的、固的肾变得稍微柔软点儿。我在讲仓公记录的病例时说过，很多治疗泌尿系统疾病的药都偏咸味，比如柔齐汤。

（5）辛和辣是一个味道

辣是一种灼痛感，所有的辣味都偏热，而辛味不一定都是热的。比如，薄荷的味道是辛，但它偏凉；冰片的味道是辛，它也偏凉。辛味药能补肝，肝补大发了就会泻脾，所以辛味药能泻脾。我们用的很多芳香化湿的药、辛温的药，都是泻脾的，比如附子、干姜、吴茱萸、草果、豆蔻、砂仁等，这些药有减肥的效果，因为可以把脾吸收的过多营养去掉。

（6）酸和涩是一个味道

很多药有涩的味道，没熟的水果也是涩的。中药里常用的五味子、山茱萸等，都是酸味的。

我们不谈药有什么效果，只谈它的药性，谈它的气，谈它的味。通过调和它的阴、阳、寒、热，调和它的归经，调和它的气味，最后达到什么效果呢？达到人的元神感到舒服的状态。元神通过调动元气把病治好，这是我们中医的逻辑，这是我们中医的哲学，这是我们中医的世界观和方法论。

延伸阅读 | "滋"：像甘霖滋润久旱的土地一样滋养着身体

"滋"是什么？当药发挥作用的时候，就像甘霖滋润久旱的土地一样，滋养着我们的身体——我曾见到患者服药后，原来碎的、裂的、干的舌头滋润了、填平了，可以伸出一个完整的舌头；另外那些把衣服脱下来掉一床皮屑的干燥症患者，用药后皮肤也变得光滑、滋润了。

中药专门有一种滋补的膏方，现在很多地方的中医为了挣钱，不管三七二十一，无论病人是不是有痰湿，都开那一个方子。但滋补的效果，尤其是"滋"的效果，确实是食补、食疗最看重的。

我个人认为，能发挥滋的最好效果的东西就是燕窝。外国人都不理解，这种东西怎么能吃？根据中医理论，唾液是动物的精，既然它是精所化的物品，取类比象，都有共同的作用。很多人反对吃燕窝，你不吃我吃呀，你不吃可以给我。

我认为滋阴效果比较好的物品，有阿胶、龟板胶、鹿角胶、黄明胶、鱼鳔胶——有的地方叫花胶，就是鱼肚熬的胶。

"假药味之滋，因气感之宜"就是服气——闻到这种味道（另外，吃草的动物都有腥气，食肉的动物都有臊气，各种味道都不一样）。

（7）吃东西为什么要讲究锅气

有一种味道是腐臭，还有一种味道是香，这种气味对人的嗅觉有巨大影响，通过嗅觉来调动人的消化液。

现在，很多人的鼻子都闻不到味道了。喝冷饮的、吹空调的，吹得鼻子囔囔的，整天不是打喷嚏、流鼻涕，就是鼻子干，一抠就出血，鼻子都闻不到味道了，那你吃饭还有什么意思呢？

以前，人们说吃东西讲究锅气，锅气是什么呢？就是把各种食材放在一起，混合产生一种新的气味。而且食物出锅时间一长，锅气就没了。

有位作家叫阿成，也是一位美食家。（现在，美食家的门槛太低了，但凡有点儿钱的人就自称是吃货。其实，长得漂亮的人才算是吃货；长得不漂亮又爱吃的人，叫饭桶。）阿成说他到任何一家餐馆吃饭，会挑一张离厨房最近的桌子坐。所以，店员给他上菜的时候，锅气还在。

很多不做饭的人理解不了这种锅气，我喜欢做饭的其中一个原因就是有锅气，能闻到自己的劳动成果。我还种菜，很多人对此也理解不了，为什么种菜？我告诉你，九点把菜摘下来洗洗，切碎上锅，半个小时或一个小时后就吃，那是有气的，你在切菜、洗菜时能闻到菜香。

我们现在吃的都是大棚菜，本身就是有形无气的东西。再加上运输、采摘、储存（储存的时候还会喷药），然后到了餐桌上，别说气了，连味都变了。

对"服气"这件事，我真的是想强调一下，"呼吸精气，独立守神，肌肉若一"。我们现在闻的、呼吸到的都是什么气？吃的东西能闻到香气，但闻不到它的本气。

（8）不同的身体喜欢不同的味

前面讲过了，"因气感之宜"就是闻到的那个味。也就是说，不同的身体喜欢不同的味，不同的人在得了不同的病以后，也应该有对应的气味治疗方法。

以前，有的人得了重病，没招了，怎么办？就把他拉到药柜前，拉开斗子每个都闻一闻，喜欢闻哪个，就把它熬着吃了，这也是一种施药的方法。

其实，猫和狗都有一个本能，它们本来是吃肉的，病了以后就会找一种特殊的草吃，吃完就开始吐、拉，最后它就好了。这是什么？天赋本能。它在生病的状态下，会对某种气味产生厌恶，对某种气味产生喜欢，它会主动去吃，等病好了以后，它就没事了。

我养过羊，见过母羊生完小羊羔以后，一口一口地把带血的、很厚的胎盘嚼着吃了。现在，有些人讲产后自我恢复，我们建议产妇吃胎盘，他们说我们愚昧、落后，编各种数据，论证吃胎盘不好。要我说，那应该给全世界的动物们开个会，宣布一下您的研究成果，让它们以后都不吃胎盘，看看以后动物还能剩多少。

哪个动物不吃胎盘？为什么现在产后抑郁症患者那么多？就是因为精血耗失太多，产后又不吃该吃的东西。另外，只有生完孩子以后，母体才会本能地要吃胎盘。如果过了那个时刻，你给母体吃，人家也不吃了。为什么？因为身体已经不是那个状态了。吃完胎盘以后，恶露能很快排尽，然后乳汁就分泌了——这是老天爷设计好的程序，有些人却非要改造它。

要知道，"因气感之宜"的"宜"就是合适。

4.人体最基本的两个病，就是阴和阳失调的病

"辩五苦六辛，致水火之齐，以通闭解结，反之于平"

（1）阴和阳失调的病，也是水和火失调的病

"五苦六辛"我前面已经讲了，其实，不只有"五苦六辛"，就是把五苦、十味辨别清楚，因为每种气味都有不同的归经，有不同的补泻方向……"致水火之齐"是什么意思呢？我们在学仓公医案的时候，反复说他用火剂。

中医认为，人体最基本的两个病就是水和火，也就是阴和阳失调的病，

我们用水火之剂组成了方剂去治疗、调整水火之病，最后达到一种合适、平和的效果——"通闭解结，反之于平"。

什么是"通闭"？肠梗阻就是闭，尿不出来就是闭，黄疸、胆结石就是闭。所以，六腑"以通为用"，它必须保持开放的、有摄入有排出的状态。一旦系统的摄入、排出状态停止或被阻滞，身体肯定会出毛病，这是第一个"通"。

第二个"通"是血脉要通，血管一定要是通的。

第三个"通"是气道要通。

中医认识人是形而上的，在有形的血液、体液背后，还有一种无形的能量循环，这也是需要通的。第一，要通闭，大小便不通我们有办法，比如大、小承气汤，治疗阳明燥结、阳明腑实，这是一个方法；第二，滋阴通便。总之一句话，让身体恢复通畅。

"解"就不用说了。"结"呢？中医有句话叫"思则气结"，就是想不通，脑力劳动太多的缘故。

（2）不能让身体走极端

前面讲的都是滋补、补益、扶助、扶正，"通闭解结"就有点儿祛邪的意思了。菩萨心肠，霹雳手段，当断不断，反受其乱，该面对身体的时候，绝对不能犯"虚虚实实"（让虚的人更虚，让实的人更实）的错误。所以，该给病人"通闭解结"的时候，你给他滋补，那就是滋敌——把补益的东西都给敌人了。

最后达到的效果叫"反之于平"——让失调的身体，失衡的脏（臟）腑、血脉回到平和的状态。所谓不走极端的意思就是不管是往阳的极端走，还是往阴的极端走，最后都会导致系统的崩溃。中医之所以叫"中医"，就是维持一个中间状态。华佗说："人体欲得劳动，但不当使极尔。"意思就是凡事不要走极端。

5.不能把急性病治成慢性病，把慢性病治成终身服药的病

"及失其宜者，以热益热，以寒增寒，精气内伤，不见于外，是所独失也"

（1）不懂中医，或学了中医没学好的人会犯什么错误

李柱国整理的《汉书·艺文志·方技略》很有意思。他的文风是前面赞扬医经，到最后开始褒贬（褒贬就是贬），说一些不懂中医，或者是学了中医没学好的人会犯什么错误。

及失其宜者，以热益热，以寒增寒，精气内伤，不见于外，是所独失也。

碰上庸医，碰上一个"二把刀"，碰上一个愣头青，虽然他们学了经方，也知道"草石之寒温"，也知道疾病的深浅，结果他们用的那些药，根本就没有掌握平衡点，比如给热性病人用热药，这就是火上浇油，导致病人越吃越热。

很多医生给一些亢奋的病人吃滋补药，结果出现了人参滥用综合征。现在一帮"中医黑"把滥用中药的帽子扣在中药本身，不追究滥用中药者的责任。他们说龙胆泻肝丸导致多少人肾功能衰竭、肾坏死。谁用的？医生用的。全中国中成药有百分之七八十都是不懂中药的医生开出去的。我看到很多医生给病人开补药，病人越吃越上火。很多病人都留下心病了。来找我看病，一看我给他开点儿人参、鹿角胶、巴戟天这类药，就说："徐大夫，我吃过这个药，吃完就上火，口鼻冒血，兴奋得睡不着觉。"我说："那是其他医生给你开的药导致的，这是我开的药，不一样。"

为什么我有这种把握呢？我们这一派的诊断特别重视腹诊。当一个人心下痞结，胃里是硬石块的时候，我们都是先"通闭解结"——先把它

的通路打开，打开了以后，才可以用一些滋补的药，比如党参、黄芪、红参等。很多人很害怕吃完这些药会上火。确实，我见过很多病人越吃越热，而且有的病人越吃越热以后还"以瘀为剧"，吃得满嘴大泡，满嘴口臭，还说这是排病反应。我见过有的病人吃热药导致肉都烂了，骨头都露出来了，还在吃附子。

"以寒增寒"在临床更多见。现在，我们都抨击某些医生用苦寒的抗生素把发烧的患儿阳气给伤了，孩子倒是不烧了，但孩子蔫了，生长发育也不行，牙也不换了，个儿也不长了，脑袋也不灵光了……遇到这种情况，我认为是凉药遏制了患儿的阳气。

现在，一些中医也开始学这招，只要孩子发高烧，为了图效果快，马上用生石膏、寒水石、大青叶等寒凉药一股脑放进去，结果一下子把病人治坏了。

有句古话叫"桂枝下咽，阳盛则毙；承气入胃，阴盛以亡"，这是谆谆教诲。这种情况就是药的偏性加重了人的偏性，即药的寒性增加了人体的寒性，最后伤的是人最宝贵的精和气，导致精气内伤。

（2）治病一定要小心

有些病，你不去找庸医治，也许还能扛过去；你找庸医治，可能会带来更大的医源性伤害，而且这种内伤表面上还看不出来。如果中医不提，哪个家长会考虑到现在孩子的过敏性鼻炎、过敏性哮喘、慢性气管炎、慢性支气管炎等疾病，可能就是孩子当年得了一场感冒没治好，甚至治坏了导致的。有多少人会把这两件事联系起来一起看呢？把急性病治成慢性病，把慢性病治成终身服药的病，这件事让我很悲愤。

我妈从小就教我："眼不治不瞎，腿不治不瘸。"所以，治病一定要小心。我妈的老师马衡枢先生也说过："如果你对这个病没把握，那就明确告诉病人去找更高明的大夫，不要让人家在你手里耽误了。你拿人家当小白鼠做实验，这就会损医德。"

为什么古代大医一直强调"非其人勿教，非其真勿授"？很多人不理解，觉得这是故弄玄虚，搞什么搞？你磨一把很锋利的刀或剑，在没有任何限制的情况下，在市场上公开售卖，你知道买家拿这把刀或剑干什么去了吗？同理，中医给病人开药，你知道病人拿药干什么去了吗？中药里就没有人掺别的吗？中药就没毒吗？

是所独失也。

李柱国在这里感叹："如果我整理的这些经典落在了贼人手里，会产生一种什么样的结果？我还不如不干这件事。"

6. 如果病人通过得病而反思，能改变自己的思维和生活习惯，能自个儿调整好是最好的

"故谚曰：'有病不治，常淂中医。'"

最后一句话更经典，很多人说，"中医"这个词到底是从哪里来的？我告诉你，从《汉书·艺文志》里来的——"故谚曰：'有病不治，常淂中医。'"

"谚曰"就是老百姓约定俗成的一句话。以前人们特别重视民间的儿歌、谚语，他们往往觉得这代表一种真理或改天换地的信号，所以李柱国也不敢说这是自己说的。这句话可以翻译成，俗话说或中国有一句谚语说："有病不治，常淂中医。"

这句话很经典，"有病不治"，怎么着？等着自愈呗！所以现在很多人攻击中医——中医算什么？病都是自愈的。

我就反问一句：哪种病不是自愈的？哪种病是你们治好的？比如病人

的伤口裂了，医生缝住了，是医生缝住的，还是伤口自己长住的？很多人说感冒是自限性疾病，七天不治就好。好什么好？多少人因为感冒而死掉了。

"有病不治，常得中医"，我个人认为这是史上一位有经验的中医大夫说出的最悲悯的一句话。

病人得了病先观察，如果病人通过得病反思，能改变自己的思维、生活习惯，能自个儿调整好是最好的。或者病人自个儿没有调整的能力，但求助于好医生，用顺应天道的方法调整，也是好的。就怕某些医生横插一杠子，把人与生俱来的自愈力撂到一边——你不用发挥自己免疫系统的功能，我给你过度用药把病菌全干掉。是呀！有益的菌、无益的菌全被干掉了，你倒是不会被感染了，但有个成语叫"用进废退"，你用的激素或药物越多，身体越会产生一种信号——不需要我分泌了，不需要我付出了……那么它的功能就退化了。

因此，中医是顺应天道做事的一门技术，其背后是顺应自然，而不是人定胜天。

7. 几千年来，中国人都是因为学中医、信中医、用中医，才繁衍到现在

最后，总结一下，中医为中华民族的繁衍，为中华文明的昌盛做出了很大贡献。但很多人认为不是这样的，外国人不是没有中医也活得很好吗？这句话说的是实话。但如果外国人有中医，活下来的人就更多。换句话说，如果中国历史上没有中医，不知道会死多少人。

你现在放弃了中医，你可能就是被淘汰掉的那批人。为什么？外国人没有中医，全靠自然的选择，基因强大的、适应能力强的人就留下来了，

所以外国人喝冰水，女性生产完不坐月子是可以的。但在中国，喝冰水是不行的，不坐月子对身体会产生很大的损伤，如果中国人那么做，会死一大批人。我们习惯喝热水，外国人习惯喝冰水。为什么不看人种差异、族群差异、物种差异？

我觉得中西医没有什么可争论的，总之谁接近真理，谁就能活得好好的。

中国人是因为几千年来学中医、信中医、用中医，才繁衍到现在。对这一点我是充满信心的。

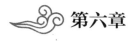

第六章

经方的具体书目有哪些

有人认为，我开空调制冷就能抵御夏天的热。其实，我们在夏天治了很多冬天的病；冬天暖气不够热，我们在冬天治了很多夏天的病。人为地制造这种小气候扰乱了身体的气机，对神的方向和节奏的伤害是最大的。

【经文】

五藏六腑痹十二病方三十卷。 五藏六腑疝十六病方四十卷。 五藏六腑瘅

十二病方四十卷。 风寒热十六病方二十六卷。 泰始黄帝扁鹊俞拊方二十三

卷。 五藏伤中十一病方三十一卷。 客疾五藏狂颠病方十七卷。 金创疭瘈方

三十卷。 妇人婴儿方十九卷。 汤液经法三十二卷。 神农黄帝食禁七卷。 右

经方十一家，二百七十四卷。

1. 第一本书讲的是如何治疗"痹"病

"五藏六腑痹十二病方三十卷"

上一章我讲了经方，本章讲一下经方的具体书目。

第一本书是《五藏六腑痹十二病方》，一共有三十卷。

前人在考古时发掘出的《五十二病方》，比起现在留下来的《伤寒杂病论》，它的经法、方子还是有点儿简陋的。

（1）你找中医看一种病，可能会治好你的几种病

先说一下"痹"，"痹"是中医特殊的病名。我们现在去医院看病，很多人都是拿西医的诊断告诉医生"我有糖尿病""我有高血压""我有高脂血症""我低密度脂蛋白高""我高密度脂蛋白低"……问医生自己应该怎么办。这里面隐含着一个立场——我们用现代医学的方法看待疾病，是唯一正确的方法。其实，中医看待很多疾病，有自己独特的理论依据和解决方案。

我现在看很多病，比如子宫肌瘤、HPV 阳性、抑郁症、躁狂症、甲状腺结节、乳腺结节，甚至声带息肉、视力降低等疾病，在我看来就是任脉病，因为所有的问题都发生在任脉的循行路线上。

你找我看一种病，可能会"买一赠多"，我能治好你的几种病。为什么会这样呢？因为中医发现了人体的规律。

（2）"痹"是风、寒、湿三气杂合而为病

"痹"有一个定义，是风、寒、湿三气杂合而为病。比如，你受风、受寒、受湿不算什么，一个敌人好办，但好汉难敌四手，或者反复叠加，有

这么多敌人就不好办了。这种外感的阴邪气在身体里积聚产生的病侵害到身体，是有次第、有深浅的，最早它在筋脉肉皮骨停留。所以，《黄帝内经》的传承书上，包括王冰版、三申道长版等，都有皮痹、肉痹、筋痹、脉痹、骨痹。如果你非要画等号，它跟现在的一些皮肤病，比如皮炎、牛皮癣，还有脉管炎，再比如骨髓炎、肌肉萎缩、风湿性关节炎、类风湿关节炎等疾病的表现症状都相关。

再往里就会深入到六腑——胃、大肠、小肠、三焦（分三个，上、中、下三焦）、膀胱、胆；再往里就会深入到五脏（臟）——心、肝、脾、肺、肾。

我们经常说的胸痹，约等于早期的心脏（臟）病。胸痹的症状有心痛、胸闷、放射痛、胸痛彻背、背痛彻胸。在中医看来，痹有很大一部分原因是风、寒、湿三种气杂合而至，才能形成。

有治疗痹的方子吗？有，而且都流传下来了。有的在《伤寒杂病论》里，有的在《千金方》里，有的在《外台秘要》里，有的在《小品方》里……这些方子都是存在的，值得庆幸。包括我们治疗胸痹最著名的方子——瓜蒌薤白白酒汤或瓜蒌薤白半夏汤，其实都是《汤液经法》里的方子，叫泻心汤。

2. 第二本书讲的是如何治疗疝气

"五藏六腑疝十六病方四十卷"

第二本书是《五藏六腑疝十六病方》，一共有四十卷。

"疝"是什么呢？男孩子出生以后，其实最早期他的睾丸还在腹腔里。逐渐长大以后，睾丸通过腹壁的肌肉下降到阴囊里，腹壁的肌肉就会闭合，这就长成了一个正常的男性。

有疝气就会出现几种情况：

一种情况是受凉或受惊吓后，会本能地把睾丸上提，上提以后，有些男性的腹壁肌肉薄弱，就会把睾丸卡住，疼得死去活来，老百姓把这种情况叫缩阴或阴缩。发生这种情况必须用特别热的药外敷内服，痉挛冲出才能缓解。

很多孩子一用力，腹腔里的小肠就会沿着腹壁薄弱的地方绷出来，绷出来以后就会卡在那里，严重的会坏死，也会要命，这也是疝气。

还有一种情况是脐疝，就是肚脐眼是凹陷的，许多水肿的病人，比如肝硬化腹水的病人，他的肚脐周围就会出现问题，里面的小肠或其他组织就会绷出来。肚脐本来是凹进去的，出现这种问题，它就会成为一个凸起。

还有一种疝是食管裂孔疝，就是在我们食道的末端、胃的入口——贲门，沿着膈肌的出入口，往胸腔里鼓起一个包。说心里话，这种疝气的根本解决方案就是让病人腹壁的肌肉变得有力，自个儿长出肌肉，肌肉之间长出组织，不再出现缝隙。而人为的方法就是通过外科手术把它缝住——你不是绷不紧吗？我拿绳给你缝上。

在中医的外科手术几乎失传的情况下，大多数中医治疗疝气的方法就是吃中药。第一，缓解痉挛；第二，增强肌肉的张力，我们叫"布气"，基本上就是疏肝理气的方法。这个东西确实有的人有效，有的人没效，即使有效，病人也不说好；但没效的话，病人就跳脚大骂："你们这帮庸医，治不好我的病。"

我有个好朋友叫土家野夫，他是一个很有名的作家，武大才子，文笔很优美，写了很多书。但他写了一篇骂中医的文章，其实也不是骂中医，只是如实记载了自己得疝气后治疗的过程——他小时候得了疝气，吃中药也没效，直到最后被医生很正规地做了缝合，才算好了。他在这件事上的感触就是，疝气只有西医能治好。

当然，我个人认为人们对中医有各种各样的评价和判断都很正常，"反中医"也是个人自由，所以，他也是站在自己的角度说这件事的。但从另一个角度来看，很多疝气患者确实是通过吃中药或手法复位再吃中药的方法治疗的，效果也非常好——谁也不能保证某种方法就能百分之百治愈。为什么出现一两个不对劲的情况，就会被骂成这个样子？其实，我觉得还是民族自卑感的心理在作怪。

这些治疗疝气的方子到现在都还在用，我们一般常用的就是乌药、小茴香、橘核、荔枝核等疏肝理气、化痰散结的药。

3. 第三本书讲的是"瘅"病，如何治疗

"五藏六腑瘅十二病方四十卷"

"瘅"（dàn）也是中医的一个特有名词，历朝历代它都有不同的含义，到底是什么意思呢？

（1）"瘅"是黄疸病

第一，很多情况下，它跟黄疸的"疸"是一个意思——皮肤出现黄染。

判断这个病，要根据黄染的颜色，首先看白眼珠，然后看皮肤，再看大便的颜色（基本上，黄疸病人的大便是灰白色的，而能拉出金黄色的"香蕉便"才是健康的表现。为什么能拉出金黄色的大便？因为胆汁在起作用。如果胆汁不分泌，被堵住了，影响到血液就会出现全身的黄疸）。

（2）"瘅"相当于结核病

第二，它是一种痨病，相当于结核病。我们发现结核杆菌容易在一些透支精血过度的人身上繁衍，被称为"老瘅"——过度操劳、过度透支，导致精神、肉体的崩溃或虚弱。

（3）"瘅"也相当于瘟病

第三，它是后期瘟病，感冒发烧后导致一些肝功能的损害，也被称为"瘅"。书中的方子，我们在治疗的时候都会用到。

4. 第四本书讲的是受风、受寒、受热出现的湿热病，如何治疗

"风寒热十六病方二十六卷"

这本书明显就是治疗外感病，治疗外感天行的方子。到底是哪十六种病？不得而知，推测是受风、受寒、受热出现的湿热病。

5. 第五本书讲的是中医的外科方子，都失传了

"泰始黄帝扁鹊俞拊方二十三卷"

我讲过三申道长传下来的《黄帝内经》十八卷，里面有太始篇、太医篇、太初篇等，所以"泰始"出自这里。

之前，我讲过俞拊，他是高明的祝由——外科手术大夫。很遗憾，他们的外科方子都失传了。后世也有托其名的方子，但其背后的构成方子的那种思想以及世界观没有体现出来。

我在三申道长的书里查到了一些方子，包括一些药物，那些药物都是古代的名字，比如《诗经》中有些植物的名字很古老，跟这本书里的有些名字能对应上，因此知道史前的人管这个药叫什么名字。

6. 第六本书讲的是"伤中"，也失传了

"五藏伤中十一病方三十一卷"

这个方子的名字我们很熟悉，"伤中"指的是中焦，扩大范围就是脾胃。这本书也失传了，我们没有见到。

7. 第七本书讲的是如何治疗精神病、情感障碍等疾病

"客疾五藏狂颠病方十七卷"

（1）为什么古代女性坐月子时，不能让生人进自己的房间

"客疾"是什么意思呢？这个词原来叫"客忤"，"客"不是指外感的另一邪气，而是一种特殊的信息或能量；"忤"是冲撞的意思。比如中国古代女性坐月子，其中有一条就是不能让生人，特别是关系不是很近的人进自己的房间——当然这样的人也不可能进产房或新生儿的母亲住的地方，尤其不能让孩子见到陌生人或被人家逗弄，一般都是出了月子后才能这么做。

为什么会这样呢？很多小孩子的神比较弱，用现代科学的说法是神经系统发育得还不太完全。有的人就想，客人虽然进家里了，也没打骂、碰撞、接触孩子，但孩子自从见到他以后，就开始整夜啼哭、不睡，甚至会发烧、吐奶，这种情况就叫"冲撞"。由无形的，但存在的信息、能量导致人产生疾病，就叫"客疾"。

（2）"狂""颠"之人分别是什么样子

"狂"指登高而歌、弃衣而走、豪言壮语、自以为王、自编自演、自认为才能天下第一……

荒诞不经，一听他说这种话就不对，就叫"狂"。

还有就是兴奋，跟陀螺一样不停地做事。其实，哪件事他也做不好。但他哼着歌，看起来很阳光，很正能量，这种状态一看就不对，这也叫"狂"。

"颠"是什么呢？"颠"就是抑郁的状态。史崧版的《黄帝内经·灵枢》里有《癫狂篇》，只不过我们现在把这些传下来的、正宗的东西都忘掉了。一说"颠"就是癫痫，其实那是"痫"，那叫抽风、羊角风。

实际上，"颠"就是抑郁症，颠极始生心不乐，就是高兴不起来，没心气，看什么都没意思。

这本书治疗的是精神、情感障碍等疾病。

这本书失传了没有？没有，但我不常用。

中医针刺有一个选穴方法，叫"扎十三鬼穴"；很多中药都有安神、定志、祛邪的作用。所以，这个方子应该没有失传，可能散落在后世的各个书籍里。

8. 第八本书讲的是中医外科学中的宝贵方剂

"金疮疭瘲方三十卷"

"金疮"是被金属质的兵器或农具伤害后产生的一种感染，这种感染比较深。

延伸阅读 | 疡、创、伤、疮有什么不同

古人用词非常讲究，如果在皮肤表层出现感染，这是疡；如果深入到肌肉层，就叫创。我们平时说的创伤，伤了皮叫伤，伤了肉叫创，伤了皮感染后就变成了疡，到肌肉层感染了就变成了疮。

现在，人们都有一个常识，不管被什么伤到，比如被钉子扎了、被人打出血了……第一件事就是打破伤风的防疫针，久而久之，对这个东西免疫了，就会出现"疭瘲"——抽风（"疭"是抽紧，"瘲"是放松）。很多孩子发高烧时会出现这种痉挛、抽搐的情况，破伤风感染后也会出现抽搐，这种情况是要命的。

古代，在没有破伤风疫苗的情况下，人们只能靠中医的方法提高免疫力，就是提高正气，祛邪外出，排脓外出，让它蓄积化脓，等脓熟透后排出，下面就会长出新的肉芽。所以，中医外科有很多精彩的东西，包括一些丹药，比如红参、败酱等。

因为古代战事很频繁，动不动就械斗，甚至人们为了争水、争田等各种琐事而械斗，如此一来，肯定有人会受伤。受伤了怎么办？在长期战事发生的积累的过程中，产生了各种救治的办法，这也是我们中医外科学的主要内容之一。

这些方子失传了没有？因为我没见到它的原方子是什么，我只能告诉大家，中医外科学有很多宝贵的方剂，比如红参、败酱、如意金黄散、拔毒膏等，这些行之有效的方子还在。我个人认为这就算没有失传。

9. 第九本书讲的是妇科、儿科那些事

"妇人婴儿方十九卷"

（1）女性是"巫"，有第六感，还要经历经、带、胎、产

这本书讲的是妇科、儿科。为什么专门有本书讲妇科、儿科呢？因为女性、婴儿生病后跟男性有很大的不同。

为什么不同？很多人说，来我们"厚朴中医"看病的女性多。为什么女性多？主要是因为女性敏感、细腻，所以有了病痛，或者是哪里不舒服，她就会寻求解决方案，不像男性只会默默忍着。比如我就是死扛，牙疼到不行的时候，都不会想到去治。

以前我说过，一方面，女性是巫，她有第六感；另一方面，女性的生理本身就跟男性有显著的不同，要经历经、带、胎、产。

第一，**女性会来月经。**

我跟梁冬对话《黄帝内经》时，讲了女子"二七而天癸至，任脉通，太冲脉盛，月事以时下"，这时她会经历月经，而且正常情况下，从十四岁到四十九岁，月经要陪伴她三十五年。在这三十五年里，月经带来的问题太多了。

很多女性来月经前会不舒服，月经中、月经后，身体也会有一些问题，比如月经周期是否规律；而且在来月经的时候，还要小心不要着凉。如果有了虚邪贼风的侵入，甚至会出现一些精神方面的问题。所以，调月经是女性的特殊问题之一，跟男性不一样。

第二，**女性有带下。**

白带是保护女性生殖器官免疫功能的产物，如果白带受了感染，而且受了特别阴寒的真菌感染，就会出现异常。

正常的白带在女性排卵期前后会增多，但很多人即使不是排卵期，也会分泌很多白带，这就叫"漏精"。还有人会出现各种细菌、病毒的感染，特别影响白带。

第三，**女性是要怀孕的。**

在这个过程中也会出现各种问题。一方面，有怀得上、怀不上的问题；另一方面，女性十月怀胎时会有妊娠反应，还有胎停育、生化妊娠等问题。在生育时甚至还可能会碰到难产的情况，这个阶段都是女性要经历的。

第四，**女性是要生产的。**

有位著名的将近一百岁的老中医，是我的一个好朋友的岳父。在2002年、2003年的时候，我那会儿租不起房子，混到住地下室了。我的好朋友郑跃麒（路老的女婿）就把我请到了车公庄的青年公寓，那里整个一层是很漂亮的三芝堂门诊。当时路老八十六岁，我说："路老八十六岁还能出门诊？"现在，十几年过去了，路老还在出门诊。

路老一直呼吁恢复中医的产科，因为中医的产科确实有自己独到的东西，比如调整胎位、臀位，我们艾灸至阴穴就有很好的效果；交骨（耻骨）不开，我们也有相应的解决方案。尤其是一些产后的调养问题，这些都是中医的强项，比如排恶露、乳汁的分泌等。路老一直呼吁恢复中医的产科，但这件事一直落实不了。

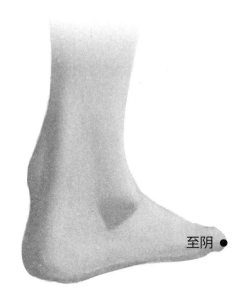

至阴

以上就是对经、带、胎、产的介绍，这是女性要面对的问题。

（2）婴儿的病是哑科

婴儿不用说了，刚出生的孩子是婴儿，没断奶的孩子也是婴儿。婴儿的病有什么特点呢？最大的特点是婴儿的病是哑科，他不会说话。如果医生完全依赖病人的话来诊断病，第一，看不了小孩子的病；第二，看不了哑巴的病（除了会写字的哑巴）。婴儿不会表达自己的痛苦，需要医生有丰富的经验、细致的观察、特殊的诊断方法，这就是儿科病的特点。

婴儿病好治，因为病人有生机。婴儿就是赤子，毒蛇、蝎子都不咬，老虎、豹子都不吃，他本身就是老天造的一个阳气升腾的象征，所以他的生机是最旺的。如果一个医生过得了诊断关，当儿科医生是没有问题的。

我记得小时候我妈让我选妇科，没让我选儿科，但我有自己的想法，就去研究胃病了。研究完胃病我又研究抑郁症……最后，算是回归到了全科。

很难说女性只是经、带、胎、产的问题，你觉得她的胃病不会影响她怀孕吗？她的抑郁症不会影响她的带下吗？……

《妇人婴儿方》一点儿也没失传，在《金匮要略》里，专门有妇人三篇；宋朝有一个大家叫钱乙，他写了《小儿药证直诀》。所以，妇科和儿科的很多东西都流传了下来。

10. 第十本书讲的是医生看病要讲究节气、讲究五运六气

"汤液经法三十二卷"

（1）《汤液经法》的方子，基本上都跟历法有关系

其实，我觉得《汤液经法》应该排在第一位。为什么呢？因为这是"经"。有人就问："那'法'怎么说？"

这本书是伊尹所作。伊尹不仅是大厨子，还是治国的宰相，打过仗，还当过间谍。《汤液经法》亦传下来了。

《汤液经法》的方子，基本上都跟历法有关系。有一年，我在夏至那天录节目，我说了阴旦汤、阳旦汤，这个方子是怎么立的呢？就是根据节气立的。还有青龙汤、白虎汤、朱雀汤、玄武汤，这是根据二十八星宿的星象立的——青龙升腾的时候是春天，白虎出现的时候是秋天，法度非常明显。

现在医生开方子，谁还看今天是什么季节、节气？有是有，但很少，因为医生就没学过这个，医生和病人一样都认为人定胜天。

有人认为，我开空调制冷就能抵御夏天的热。其实，我们在夏天治了很多冬天的病；冬天暖气太热，我们在冬天治了很多夏天的病。人为地制造这种小气候扰乱了身体的气机，对神的方向和节奏的伤害是最大的。

我们既然说《汤液经法》是"法"，一定跟天时有关；现代人的问题，就是根本没有这个"天"。

（2）什么叫"地道"

有一天，我跟一个老师谈地道药材的事。老师说："地，就是出生地；道，就是以前人们把一个地方划分成几道，比如北海道、东海道等。"

我个人认为可以这么说。我觉得地道药材的"地"讲的是地域，"道"是它播种、生长、采摘的时间对不对。也就是说，生产的地方是对的，比

如铁棍山药就在河南焦作出产，但如果采摘时间不对，或在大棚里种的铁棍山药，质量就不好。

现在，人们采摘的野生吴茱萸，为什么质量都不好？为什么都没熟？因为人们都瞄着吴茱萸，都把对方想得坏，心想"尽管它没熟，如果我今天不采，别人还是会采"，结果采下来的都是没熟的吴茱萸。没熟的东西性味都不对，熟的苹果跟没熟的苹果能一样吗？

现在，人们对天时的藐视已经"深入人心"了，所以，你要珍惜看病还讲究节气、讲究五运六气的医生。如果你在养生的过程中，注意四季、气候的变化对身体的影响，这叫"敬天"，也叫"法地"。

《汤液经法》的"经"，完全秉承了《黄帝内经》的理念——五脏（臟）补泻，内脏（臟）的虚实、寒热，用中药的滋味调节。

之前讲了"假药味之滋，因气感之宜"，这就是《汤液经法》最精髓的东西。

最后记载《汤液经法》应该有三十二卷，三百六十多个方子，但经过后世的多种改头换面，尤其在三国战乱时，把很多道家对方剂的命名都改了。我们要感谢一个人，他叫陶弘景，生活在南北朝时期，是梁武帝时代前后的人。陶弘景得到了《汤液经法》，但他没有把《汤液经法》完全传下来，而是记录了六分之一，也就是三百六十多个方子他完整地传下来六十个。后来这本书在敦煌石窟里被发掘出来，就是《辅行诀》，也是我们"厚朴中医"必学的资料。

我们现在都要理解《伤寒杂病论》。其实，《伤寒杂病论》就是"拷贝"的《汤液经法》，而且改了不少，虽然留下了很多经方，但很多经方的名字都被改了，也不给你讲这么做是为什么，但《辅行诀》讲了。所以，从"汤液经法三十二卷"中，我们至少知道了古人是怎么考虑问题的。

阴旦汤、阳旦汤、大阴旦汤、小阴旦汤、正阳旦汤、勾陈汤、玄武汤、朱雀汤……这是一个懂天文、懂历法、懂星象的人开出来的方子，高级到让后世很多人想都想象不到。

11. 最后一本书讲的是病人如何忌口

"神农黄帝食禁七卷"

最后一本书非常高级，高级在哪儿呢？

我们中医看病经常说让病人要忌口，有人可能会问："忌口这件事的根本是什么？"我之前提出了一个口号——"四大不能吃"。依据在哪里？这不是我胡编的，而是依据古书的记载。

我在学《伤寒杂病论》的时候，看到《金匮要略》里明确提到了食禁的问题，也就是得了什么病，不能吃什么。《伤寒杂病论》里讲了各种方剂的煎煮、配制方法，而且在谈到服用方法时，特别强调了饮食的禁忌。

举个例子，病人喝了桂枝汤以后，第一要"啜热稀粥一升余，以助药力"。这句话是什么意思？就是说医生担心病人的胃气不足，不能很好地提供后坐力，就要喝点儿热稀粥，再喝桂枝汤。如果不喝热稀粥，喝完桂枝汤可能就会拉肚子——就跟现在很多人吃完火锅、麻辣烫后会拉肚子一样。因为桂枝汤是一个生发阳气、疏肝、补肝、壮阳的方子，所以首先要喝热稀粥。

喝完热稀粥后，就会"遍身漐漐，微似有汗者益佳"——身上出点儿连续不断的毛毛汗，一定不能大汗淋漓，因为大汗淋漓后就会走向另一个方向——伤津脱液。

书里特别交代，喝桂枝汤后一定要忌口，不能吃肉面、臭恶、五辛。什么意思？

我们经常说荤腥，荤就是五辛，是一种吃后让人兴奋、性欲增强的食物，很多出家人或修行人不吃这些，就是不愿意挑起自己的性欲。这些食物中会挑起性欲的，第一是韭菜，第二是蒜。有的人不吃葱。其实，葱可以当药用。尤其是蒜和韭菜，催情、壮阳的效果比较明显。

"臭恶"是什么意思？如果你爱吃臭豆腐、虾酱、臭鳜鱼等食物，在喝桂枝汤的时候就不能吃。

为什么呢？因为这种腐臭食物的归经是往肾上走的，但我们治疗外感病是让它往表上走，所以，你吃腐臭食物就会影响病邪的出入。我们本来要让邪气外出，吃腐臭食物就会让病情加重。

中医反复强调，热遗食复，如果病人的烧退了，就吃油腻、滋补的食物，他马上又会烧起来。

我们观察这种外感病的人特别小心，古人留下一句话——"炉烟虽熄，灰中有火"，就像点着的艾条一样，看着熄灭了，其实里面还有火。

实际上，我个人认为忌口是古人对君侯王爷、达官贵人的一种告诫，因为他们太有条件去大吃大喝了，所以这个传统一直留了下来。

我说的"四大不能吃"，其实也是"**神农黄帝食禁**"的一个传承。

12. 很多经方都流传下来了

"右经方十一家，二百七十四卷"

其实，很多经方、用药方法（方剂配伍，包括方剂的配制方法）、工艺、煎煮方法、服用方法……都流传下来了。

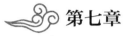 第七章

生命的高质量离不开"房中"

"房中"是一门有关性启蒙，有关优生优育，有关
提高生活质量、提高身心健康水平的学问。

房中者，情性之极，至道之际，是以圣王制外乐以禁内情，而为之节文。传曰：『先王之作乐，所以节百事也。』乐而有节，则和平寿考。及迷者弗顾，以生疾而陨性命。

1. 如何面对生和死

什么是"房中"？说得科学点儿，"房中"是一门有关性启蒙，有关优生优育，有关提高生活质量、提高身心健康水平的学问。

现在，人们有两个最大的问题——不敢面对生和死。孩子经常问家长："我是从哪里来的？"这就涉及性生活、怀孕、生子等问题。结果，很多家长要不就是顾左右而言他，岔开话题；要不就是胡诌——"你是我从垃圾堆里捡来的""我买了西瓜，切开后你就冒出来了"……原本是一件很正常的、有关人性的事，最后搞得扭曲、变形。

很多人认为性教育是一种天赋、本能，人们不教而会、不学而能，反正到了一定年龄就明白了。其实，根本不是那么回事。的确，大部分人到了一定年龄就明白了，但也有很大一部分人不明白，不明白以后就容易跑偏。

作为医生来讲，我们在临床碰到很多奇葩的案例。比如，有的人结婚后很长时间没有小孩，很纳闷，到医院检查后发现，妻子的处女膜还没有破，他们认为两个人只要睡在一起，身体里的分子跳来跳去，就能跳出一个孩子；还有的人不了解性器官的结构构造，男女互相都不知道，有的人会造成尿道受伤，等等。

其实，中国古代有一种婚前教育，女儿出嫁前，母亲会给孩子看一些春宫画，让孩子大概知道一些。中华人民共和国成立以后，有婚前体检，男女双方领完结婚证后，会被工作人员领到一个地方看录像，内容就是婚前的性教育，但后来这一流程被取消了。

其实，结婚前了解一下对方，我觉得很有必要。很多人对彼此性角色的认同、性癖好都不是很了解就结婚了，导致婚后过上了悲催的生活。这就是不敢直面生。

对于不敢直面死，很多人缺乏临终关怀，缺乏面对死亡的勇气。大家都知道这件事终将发生，但都在回避，不知道怎么面对它。

面对生和死这两方面的课程，我们确实需要补上。

2. 正常的"房中"享受，能很好地疗愈内心

"房中者，情性之极，至道之际"

为什么我要讲"房中"？就是想通过一些正常的、健康的方法达到一种升华。不然的话，分寸把握不当，就会被认为是淫秽。因为历朝历代都有各种神神鬼鬼的人，利用这件事来招摇撞骗，尤其是蒙骗一些君、侯、王，把这件事搞得很污秽。

我们照例先跳过书目，看一下李柱国最后对房中书籍的点评。

房中者，情性之极，至道之际。

这句话高屋建瓴，很高级。其实，古代中医的智慧让我们很震撼，比如《黄帝内经·素问·上古天真论》中关于健康长寿的内容，岐伯就说现在的人是"以酒为浆，以妄为常，醉以入房"。

我在《徐文兵讲黄帝内经前传》中讲了仓公的二十五个病例，大概有十个都跟"房"有关。比如，"酒且内""盛怒而以接内"，还有憋了尿被迫交接、饱食后交接，等等。

其实，"以酒为浆，以妄为常，醉以入房"就是在讲"房中"对人身心健康的影响。所以，李柱国说"房中者，情性之极，至道之际"。**"房中"除了是一种动物的本能—为了繁衍后代外，还是一种天赋的需要。**

另外，如果完全是为了繁衍后代的话，第一，动物的性爱是公开的；第二，动物不避讳；第三，动物性爱的时间非常短。只有人这种高级的灵长类动物，把它演绎出了繁衍后代以外的精神，产生了高级的心理享受。

（1）现代人的最大问题之一是性和情分不清

我在讲《黄帝内经·素问·上古天真论》时就说过，吃好了叫"怡"，高兴了叫"悦"，性的这种欢悦叫"愉"（你可以愉，但不要快）。只有人把它演绎成了这样，这也是老天造人时没想到的一点。

为什么叫"情性之极"呢？情和性是两码事，跟体验的程度有关。我们经常说一句话："这个人是性情中人。"性情中人就是说，一个人的假面具少点儿，意识层面伪装的、遮掩的、作假的东西少点儿，天性的成分多点儿。但"性情中人"绝对不是粗鲁、粗暴、不顾及他人感受的代名词。

情性应该分为两个等级。当然，你可以理解性是人性，我个人认为这里的性，讲的只是性欲的问题。

我说过，性欲是一种本能，人们到了一定年龄，大多数人就会性成熟，看到异性会有一种反应。有些男性多看美女一眼，甚至会有勃起的冲动。遇到这种情况，你能说这个人动情了吗？根本不是，这是动物的本能反应。

我以前讲过，男婴的阴茎会有勃起的现象，这不是动情，也不是动性，只是一种原精发育的自然反应，并不代表他在想什么。因此，性首先是动物的本能，是一种自然的反应，不能说有这种反应就是污秽、邪恶（我个人认为，这种想法是对天性的一种诬蔑和惩罚）。

在性的基础上，会产生一种情，这种情就是那种希望长久，希望亲密，希望专注于一个人，从而产生了心灵上的沟通、感应，这就由动物本能的性行为升华到了心灵和精神层面。

现在，人们面临的最大问题是：第一，性和情分不清；第二，把它们搅和在一起，甚至很变态、很虚伪地拔高。

其实，有的人需要的是一种本能的满足，未必是情方面的寄托。但如果你说自己就是为了满足本能来做这件事，就觉得有点儿低级，好像名不正言不顺，甚至有点儿猥琐，因此把它上升到情的层面——我对你有情，才跟你有性，这就制造了一大批冤假错案。本来是本能性的吸引，却假装有情，最终导致打打杀杀、分分合合，纠缠在其中，掰扯不清，就会给对方造成一种伤害。

"房中"对人的健康有很大的影响，因为它可以提高人的生活质量，但做不好就会伤人。为什么？主要是因为它会触及人的本真——第一，它触及人的性；第二，它触及人的情。很多人受伤也就伤在了这里，所以，"房中"是一件非常重要的事。

"房中"本来是为了满足人们的本能，但很多人把它拔高到"我对你有感情"；这样还不够，还要拔高到说："我爱你。"本来就是有情，这个情可以是各种形式的，比如亲情、友情、恋情，但不一定是爱。只是一说情就显得低级了，就拔高到爱，因为爱是一种心态，是一种心气，是一种能量。

很多人是爱无能，连自个儿都不爱，还说爱别人，打死我都不信。所以，这种把性拔高到爱的现象，导致现在社会上出现了很多问题。我们要清醒地认识自己跟交往对象是一种性的吸引，还是情的缠绵，还是爱的互相依恋——一定要分得很清楚。

说到婚姻，我的理解很简单：婚姻是一种理性的意识行为，是一种社会关系，是一种契约。你非要把它扯到性、情、爱上，我个人认为这是人为地强迫拔高自己，认为自己要把性、情、爱、婚姻都完美地结合在一起。

这种想法有点儿不切实际，意识层面的事就交给意识层面去解决。婚前对彼此的了解、婚前的财产公证、婚后的约定，包括离婚协议或打官司，这都是一种契约，我们要有契约精神，不能随意改变或撕毁契约。我看很多人把这些天赋的本能和后天的意识搅和在一起，最后的结果就是痛苦。

这就是"情性之极"——流露天性，展示本能，通过"房中"能完成的。

（2）"房中"更高级别的享受是"至道之际"

"房中"更高级别的享受是"至道之际"，"际"是边缘的意思。这句话是说，把这个东西做好、做对，可以达到一种通神的效果。其实，现在人们说的性高潮，就是这种状态。

性行为本身的状态就是卸下伪装，流露出一种真实的声音、表情，在没有约束的情况下非常放松，在高潮到来的时候，人能达到所谓的欲仙欲死、魂魄离体的状态，这就接近了悟道的边缘。

换句话说，古人也意识到这是一种很好的沟通天地、沟通心神的方式。所以，把它掌握好，也不失为凡人的一种享受。

人在高潮时发出的声音，是一种通神的表现。这与我们平时捏着嗓子说话，脑子里挑着词说话，见人说人话、见鬼说鬼话时的紧张、压抑、拘束的状态相比，是一种最放松的状态。

换言之，人们白天在职场打拼，经历各种钩心斗角、猜疑、妒忌、陷害、挖坑、征战……晚上回家后，如果有正常的房中的"情性之极，至道之际"的享受，那么对内心所有的伤害是一种非常好的治疗。所以，这是一种天赋的、阴阳交通的、平和的手段和方式，没什么猥琐、猥亵、污秽的东西。

3. 不辜负、不放纵自己天赋的性情

"是以圣王制外乐以禁内情，而为之节文"

（1）节欲：要控制，有节奏，看节气

是以圣王制外乐以禁内情，而为之节文。

这句话说的是纵欲的问题。

道家或中医认为，不要压制自己天赋的性情，但也不要过度地放纵，而是要在这中间找一个平衡——节欲。节欲的意思，第一，要控制；第二，有节奏；第三，要看节气。

如果不这样做，会出现什么问题呢？

由于古人天黑后熄了灯没有太多的娱乐活动，除了睡觉就只有性，不

像现在人们的娱乐活动比较丰富……古代的圣贤君王发现了这个问题，就想把人们的享乐水平提高点儿。

《黄帝内经·素问·上古天真论》里有一句话："各从其欲，皆得所愿。"什么意思呢？欲是一种低层次的需要，比如食欲、性欲，包括冷暖、温饱都是最基本的需要。这种需要被满足后，应该往上升华一下，达到一种愿——稍微高级点儿的愿，而不仅是低级趣味的享受。

这里有一些引导方法，第一种是阅读。阅读就是神游物外，人们看到抽象的文字符号，体会文字背后描述的氛围、场景、情感、气氛，也是很好的精神享受。

以前我跟大家提过，枚乘写了一首赋叫《七发》，讲的是楚太子病了以后，吃也吃不了，喝也喝不了，啥都干不了。最后来了一个说客给他描述美好的风景，说各种好吃的东西，跟说相声似的，带着他很荒诞地"走"了一圈以后，他就跟着融入了那种场景。听了说客的这一番话，最后楚太子霍然而愈。

第二种引导方法是音乐。之前，我提到了"女娲作笙簧"，最早的音乐是很严肃的，是沟通天地、鬼神时祭祀用的。后来音乐逐步向民间发展，比如《阳春白雪》，不同阶层的人有不同的欣赏音乐的癖好、需要。

对音乐的欣赏，首先是歌词，比如"你""我""死""活""爱"……然后慢慢过渡到对没有歌词的音乐的欣赏，最后到纯粹欣赏一种旋律、曲调。这时能达到什么效果呢？能达到一种超乎本能的食欲、性欲以上的精神享受。

孔子说他闻韶乐，三个月不知肉味，就是说他有一种比吃肉更高级的享受——对音乐的欣赏；有比整天想着房中的那点儿事更高级的需要——对音乐的欣赏。这种事需要一种引导，需要一种方向。所以，古代圣明的君王试图通过"制外乐以禁内情"（"禁"是约束的意思），否则人们就会沉迷其中不能自拔。

（2）"精足不思淫，气足不思食，神足不思睡"

从老天爷设计的程序来看，人们为了繁衍后代，可以牺牲自己。所以，这个程序一旦启动，你就会在里面不能自拔。我经常讲，如果没有性的享受和快感，就没有人愿意做这件事，将会导致宗族和族群不能繁衍。

我们经常听到一些故事，比如螳螂交配后，母螳螂做的第一件事就是转身一口把公螳螂吃掉。你说公螳螂事先知不知道它会被吃掉？它知道以后，还会不会这样做？

人们都说："牡丹花下死，做鬼也风流。"人类或动物为了追求性快感，就算是死也愿意，这是老天设计好的程序。

还有一种现象——大马哈鱼（鲑鱼的一种）的洄游，它从海里逆流而上，越过各种障碍去河边产卵，产卵后自个儿就死掉了，腐烂的肉作为一种营养物质散落在河床，供自己孵出来的小鱼吃。那么，大马哈鱼坚韧不拔、逆流而上的行为的背后，支持它的力量是什么？我个人认为，也是一种快感——老天爷设计好了，它这么做就来劲了。如果有一条大马哈鱼游着游着突然问自个儿："我在干吗呢？"然后决定找另一种方法繁衍后代，既能让自己享乐，还不会死——这条鱼就是大马哈鱼里的道家。

古代的中医或道家认为，人应该对性有所节制，既能繁衍后代，又能享受性情的快乐，达到通神的边缘，但不能让自己的身体受到过大伤害，这就需要节制。

节制的方法不是一味地压制，我看过各种宗教对这件事的处理方法。有的方法是吓唬，如果你有性冲动，就给你画一个骷髅。《红楼梦》里的贾瑞照一个道人给他的"风月宝鉴"，镜子的正面是王熙凤在招手，让他进去云雨一番的景象，背面是一个骷髅头。其实，我个人认为这种吓唬的方法没用，人在性冲动的情况下，肾越虚，欲火越旺。

有句话叫"精足不思淫，气足不思食，神足不思睡"。肾精特别充足的人想的是建功立业、开拓疆土、跟人去拼，有一种血性，绝对不是在床上翻云覆雨。人一旦动了情或陷入性里不能自拔，其实他是会完蛋的。也就是说，他的肾精是亏的。所以，这种吓唬的方法，比如给人看骷髅，不是正当的方法。

那么正确的方法应该是什么？转移、升华、引导。人有了更高级的精神享受后，对性的渴望就会稍微淡一些，而不是说不去做。

这就是"制外乐以禁内情"。所以，很多君主是精通音律的，比如唐玄宗，当时唐朝已经发展到那个份儿上了，底下的藩镇坐大，其实无论他跟不跟杨贵妃胡搞，底下的人也会造反。现在，有些研究历史的人总把国家的问题、政府的问题推到女人身上，让人家当替罪羊。

而为之节文。

"节文"是什么意思呢？就是关于"房中"的东西，他们总结了一套理论和禁忌，包括对待"房中"出现的一些疾病的调养方法，把它整理成了一种节制的文字，传给后世，相当于基于性方面的身心健康的教育——我给"房中"是这么定义的。

4. 把"房中"调好了，就能活得好、活得长

"传曰：'先王之作乐，所以节百事也。'乐而有节，则和平寿考"

古人欣赏音乐是一件很隆重、很庄严、很严肃的事，通过音乐通神的声波、韵律对心神的影响，成为一种规范、一种约束、一种制度。

所谓礼乐，礼和乐是不分的。为什么说"礼崩乐坏"？儒家为什么这么强调礼乐？当时君主管理国家，不是靠严刑峻法（比如秦始皇苛刻到细枝末节都给百姓规定好了），而是靠礼制和乐制。

古代有一部有关音乐的经，叫《乐经》。虽说这本书已经失传了，但它的基本思想还在。所以，音乐不完全是为了悦耳，而是根据每个人身心的不同生化克制情况去选择，达到一种平衡，高级到是现代音乐理解不了的，但这种贵族的传承需要恢复。

接下来一句话是"乐而有节"。能做到"乐而有节"，是不容易的。尤其是人在兴奋、冲动的状态下，确实很难。举个最简单的例子，早泄的问题就是无解，其实，早泄也容易发生在年轻人身上。有人认为小年轻应该是精充血足的，应该坚持很长时间，其实不是的，由于他的心火旺，比较冲动，所以容易早泄。倒是经历了一些事，懂得节制，张弛有度，懂得方法，懂得节奏的人，到中年会好一些（以后就不好说了），而且他不会一味地注重自己，也会关注对方的感受，这叫"乐而有节"。

对这件事能做到享受其乐趣，并且有节制，最后就能达到"和平寿考"。"和"的前提是不同，通过这件事，阳虚的人会变得温暖，阳亢的人会变得冷静，阴虚火旺的人会变得不燥，阴实的人会变得恶毒少点儿……换句话说，"房中"也是很好的治疗手段。

"平"是什么？不走极端，不冒尖，不往山峰上靠，也不往山沟里掉。

"寿"是尽其天年，至少得活过八十岁。

"考"是善终，死得比较安详。

"和平寿考"，就是我们经常说的寿终正寝，这是高级的事。有的人总是问吃什么药、吃什么东西能长寿？其实不用，把"房中"调好了，就能达到"和平寿考"。

5. 两千年前传下来的"房中"，到现在一点儿都没过时

"及迷者弗顾，以生疾而陨性命"

（1）如果"房中"操作不当，人就会生病

最后的点评依旧是李柱国的风格——前面说的都是它的好，最后说它的不好，担心自己辛辛苦苦收集的这么多书，被人们拿去淫乱，作践自己，强暴对方。所以，他说："及迷者弗顾，以生疾而陨性命。"意思是沉迷于性事的人，根本不顾及这些。他不会往更高级的精神方面的享受去思考，而且对这件事是无节制的，不顾及自己和对方的感受，会对身心造成更大的伤害。那一阵儿精虫上脑，欲火焚身，根本就顾不上这些。

以生疾而陨性命。

如果"房中"操作不当，人就会生病。在《徐文兵讲黄帝内经前传》中，我讲仓公的医案时已经反复说过这些事了。

其实，如今在临床过程中，我们也会碰到很多类似的问题。首先，这种病是隐疾，有些症状病人会说，但发病原因他不一定跟医生说。比如，我们现在碰到的蜜月病，或是由于性生活频繁，或是姿势不当，或是加了其他东西而导致女性反复发作尿路感染。有的女性尿路感染总是不好，最后发现就是"房中"操作不当的原因。我认为，现在很多女性的子宫肌瘤、宫颈 HPV 阳性等问题，都跟"房中"有关系。

还有一种是莫名其妙地腰疼，这与性爱姿势不当有关。你可以通过力学结构分析、想象，他们大概用了一种什么样的姿势，就是那股寸劲儿导致她腰疼。

还有对女性心理的影响，这就更不用说了。法律上有个罪名是强奸，现在婚内强奸这一罪名也在逐渐普及。就算是合法夫妻，在女性不愿意、

没动情的情况下，男性强行发生性行为，就是对女性的一种伤害。最后，女性就会生病。

还有一种病叫"阴阳易"，我们在学《伤寒论》的时候学过，比如男方生了一场病，病还没完全好就去做这件事，最后会把病传给女方（这不是传染病，而是一种气的层面上的交流）。所以，我说过人最大的着凉不是吹空调或受风而受寒，而是发生性行为的对方太寒——不管男女。

有人说："男方寒，他不会勃起。"我告诉你，阴毒之人勃起的程度是很坚硬的，持续的时间也很长。他释放的不是爱，而是发泄仇恨；跟这种人接触，女方受的伤害是很大的。

还有一种人是"冰美人""冷美人""高冷艳"，她的小肚子是冰凉的，你跟她接触后就会着凉。具体表现如下：

第一，你会"起"不来；第二，你会觉得活着没意思，心灰意冷。这些东西都是存在的。你跟她握手都能觉得对方的手既凉又湿，让人不舒服，更何况这件事。这就叫"生疾"。

（2）过早地让天赋的肾精耗损光，人就会短寿

什么叫"陨性命"？就是过早地让天赋的肾精耗损完——没有肾精支持的性和命，人的寿命就会缩短。不仅是过度性交的问题，我以前说过，人们成佛、悟道、飞升、羽化都需要物质基础，没有物质转化成能量支持，你就不会有那种感觉。

性高潮的背后，第一个就是物质的流失——男性有射精，女性的阴道有大量的液体分泌，这些东西都是有损肾精的。肾精空了以后，其他乱七八糟的事都会来。

第八章

成年人都应该学习或掌握一些有关"房中"的知识，如果走歪了，走邪了，就会自遭灾祸

如果你不懂"房中"，避讳谈"房中"，就理解不了"七损八益"，只能瞎解释。

关于"房中"，书中有很多食疗、用药的方法。其实，这些内容在传统文化里都有。

【经文】

容成阴道二十六卷。务成子阴道三十六卷。尧舜阴道二十三卷。汤盘庚阴道二十卷。天老杂子阴道二十五卷。天一阴道二十四卷。黄帝三王养阳方二十卷。三家内房有子方十七卷。右房中八家，百八十六卷。

1."房中"的书目都没有失传，
而是以另一种形式出现在历朝的典籍中

"容成阴道二十六卷。务成子阴道三十六卷。尧舜阴道二十三卷。汤盘庚阴道二十卷。天老杂子阴道二十五卷。天一阴道二十四卷。黄帝三王养阳方二十卷。三家内房有子方十七卷。右房中八家，百八十六卷"

下面，我们看一下"房中"具体的书目。

第一本是《容成阴道二十六卷》。

其实，"阴道"就是秘不示人，在闺房里总结出来的真理或道理。

"容成"是容成公，他是商汤的兄弟，现在我们拿到手的三申道长传下来的《玄隐遗密》，宣称就是由容成公组织编撰的。所以，容成公是道家或中医历史上一位不可多得的人物。

中国历朝历代都有编撰整理以前典籍的传统。在商朝，容成公组织编撰了《玄隐遗密》；到了秦朝，吕不韦组织编撰了《吕氏春秋》，我们上中学时学过的《刻舟求剑》，就是吕不韦整理的；到了汉朝，淮南王刘安组织编撰了《淮南子》。《容成阴道》是道家一部重要的世俗化的百科全书。

第二本是《务成子阴道三十六卷》。

第三本是《尧舜阴道二十三卷》。这本是根据帝王的名字命名或帝王传承下来的"房中"。

第四本是《汤盘庚阴道二十卷》。"盘庚"是商朝中期的一个君王，著名的典故盘庚迁都就跟他有关。

第五本是《天老杂子阴道二十五卷》。"天老"可能念"天姥(mǔ)"，金庸的小说里有个人物是天山童姥，她有不老的容颜，不老就是妖精——人到了一定年龄，会与他的形、智、气、神匹配，所以不可能容颜不变。

第六本是《天一阴道二十四卷》。

第七本是《黄帝三王养阳方二十卷》。

第八本是《三家内房有子方十七卷》。这本书不仅说明了取乐的问题，还涉及治疗不孕不育和繁衍后代，有医学的内容。

右房中八家，百八十六卷。

这些书目虽然我们到现在也没有见到，但都没有失传，以另外一种形式出现在历朝的典籍中。后世把这些内容有点儿妖魔化——完全抛弃了道家尊重平等的原则，整天讲的内容都出于一种男性阳痿、早泄的自卑，想尽办法延长性生活的时间，这种想法就有点儿变态了。

这些书存在于哪儿呢？其实，历朝历代都有总结。比如，孙思邈总结的《千金方》、大型百科全书《外台秘要》、日本的《医心方》等书籍里都有相关内容和记载。

有一件特别有趣的事，我小时候爱看书，总是偷我爸妈的书看。家长为了预防我犯坏，就把《医心方》里关于"房中"的部分撕了。其实，那会儿我还没开窍，想的都是一些打打杀杀的事。

20世纪70年代，马王堆出土了很多汉简，人们从中整理了有关"房中"的内容。在当时的氛围下，人们对这件事的态度都是羞羞答答的，不愿意公开，觉得淫秽，就说马王堆出土的是《养生方》。结果，后来日本学者来学习，回去就把这些内容公开了，他们不避讳、不遮掩。还有一本书叫《十问》，讲的是有关性生活的问题，还有性生活中容易出现的疾病。还有一本书叫《天下至道谈》，内容非常丰富，大家有兴趣可以去收集来看一看。

另外，我个人推荐一本书，大家都觉得失传了，其实没有失传。我上大学时有位医古文教研室老师叫宋书功，这位老师的古文功力非常高，给我们讲的医古文课非常受欢迎。他有一个个人的专业研究方向——研究、整理古代典籍里有关"房中"的一些内容，还写了一本书叫《中国古代房室养生集要》(名字起得很含蓄，这本书现在网上应该还有)。其实，他就是把历朝历代有关"房中"的古文都收集起来，进行校、注、点，给文章加标点，生僻字用拼音标出来，也解释了相应的意思(我不确定是否有白话文，因为我直接读原文，所以不注意白话文)。有了这本书，基本上《汉书·艺文志·方技略》里有关"房中"的内容就齐备了。

2. 如果你避讳"房中"，就理解不了"七损八益"

最后谈一点，"房中"非常重要，以至于在《黄帝内经》里多次出现了有关房中术的内容。比如，我在讲"调阴阳"的时候，就冒出一句"能知七损八益，则二者可调"，结果后世的人们把这点儿事搞得很复杂。

其实，拿到马王堆出土的《天下至道谈》一看就知道，"七损"是指在性生活的过程中出现的七种非常有害的症状。一旦出现这些症状，你就应该停下来，避免出现更大的问题。

"八益"是指在性生活的过程中，有易于身心健康的八种行为。因此，如果你不懂"房中"，避讳谈"房中"，就理解不了"七损八益"，只能瞎解释。

关于"房中"，书中有很多食疗、用药的方法。其实，这些内容在传统文化里都有。比如，《金瓶梅》里的西门庆有很多性伴侣，其中就有王定六的媳妇，她说自己的白带有点儿多，由于西门庆是开药店的，她让"达达"带几服暖药来。有的药还可以催情热身，可以用艾灸的方法，放在特定的穴位上……

其实，这些都是"房中"的传承，我个人认为这些事没有什么好回避的，成年人都应该学习或掌握一些"房中"知识。如果走歪了，走邪了，就会自遭灾祸。

第九章

做"神仙"，此生当无忧

我们活下来的主要目的是什么？就是不让本性、本真扭曲、变形，不让别的东西掺和进来，修仙之人都是这么做的。

修仙之人第一件事是要独立守神，知道自己有这种天赋，保持性命本真的东西在里面，守着它，不让它丢掉。

神仙者，所以保性命之真，而游求于其外者也。聊以荡意平心，同死生之域，而无怵惕于胸中。然而或者专以为务，则诞欺怪迂之文弥以益多，非圣王之所以教也。孔子曰：「索隐行怪，后世有述焉，吾不为之矣。」

1. 神仙，最善卫生、养生、护生、保生

"神仙者，所以保性命之真"

（1）"神"是神，"仙"是仙

我们先看一下李柱国对神仙的介绍："神仙者，所以保性命之真，而游求于其外者也。"这一句是对神仙定性的评价。

我先说一下神仙。神和仙是两码事，我们现在都是以词代字，因为自个儿的粗鄙、浅薄、粗糙，就把古代的很多字混在一起用了。

神是神，仙是仙。神是无形的存在，它创造宇宙，创造万物。仙是什么？仙是人。我有时开玩笑说："在山上叫'仙'，在山谷里待着就是'俗'。"

事实上，隶书的"仙"（僊）字上面像"西"，但确实很多仙人待在山上，不在市面上跟俗人一起混。

我在讲《黄帝内经·素问·上古天真论》时就说过真、至、圣、贤。其实，到真人和至人的段位，都应该位列仙班了。

仙是什么人？仙是在有人身、有人形的人里，修行达到一定程度的人。

老百姓对神仙的理解，第一是有特异功能，能呼风唤雨、降妖伏魔、长生不老的人，他们把自己一辈子的希望都寄托在神仙的身上，期盼神仙救苦救难。所以，在中国道家的传承里，很多人是成仙的，从伏羲、女娲到黄帝、炎帝。但仙和神是有区别的，你再仙也是人，离无形的神还差得很远，但现在我们把神和仙混在一起了。

（2）我们活着的主要目的，就是不让本真扭曲、变形

在上一章讲"房中"的时候，我谈到"情性之极"。

性比较低级，情高级点儿。再高级一点到哪儿了？就到了性命〔这个"性"（忄生）不是"性欲"的"性"，也不是天赋的本性，而是"明心见性"的"性"。拆开是"心"（心）"生"（生），就是最高级的内心活动〕。

命是什么？"命"（命）拆开了是"口"（口）"令"（令），就是注定不可更改的东西，老天爷把你设计成什么样，你就是什么样。但现在说命是DNA基因序列，有相关性，没有唯一性。DNA是因，因要变成果，中间要有条件。比如，同卵双胞胎的DNA完全一样，虽然两个人的命运有相似性，但绝对是不同的。首先，他们出生的先后顺序就不一样。

人们常说："老大憨厚，老二尖。"说的就是兄弟姐妹的排序。我观察了一下，同卵双胞胎的婴儿，老大和老二都不一样，这种现象很奇怪。

"性命之真"的基础是什么？是天赋的神。"两精相搏谓之神"，那一刻这件事就注定了。

我们活下来的主要目的是什么？就是不让本性、本真扭曲、变形，不让别的东西掺和进来，修仙之人都是这么做的。

修仙之人第一件事是要独立守神，知道自己有这种天赋，保持性命本真的东西在里面，守着它，不让它丢掉。

说到保持性命本真，有些人认为这是封建迷信，对此很歧视。但拉扯过孩子的人都知道，有时候，孩子的状态就像丢了魂一样——失去意识，不吃不喝地发着高烧，甚至还会抽搐。咋回事？失神了。

（3）自在，就是很舒服地享受跟自己相处的状态

现在，很多人不管做什么事，都要各种攀比，甚至孩子之间也各种攀比。其实，攀比会把你本来的方向和节奏打乱，让你演绎出一种新的方向和节奏。比如，本来你到晚上九点就困了，要睡觉，结果听说其他家长陪着孩子，到晚上十二点才睡，然后你就开始熬夜；本来你发自内心地想学艺术，想考艺术学院，结果听说理科吃香，"学好数理化，走遍天下都不怕"，于是就放弃了自己想学的艺术，等等。这些行为都是后天对先天本真

的一种破坏，而修仙之人最忌讳这些对自己内在心神的干扰。

现在，很多人心神不定，不低头看看手机，不发点儿动态，不听见点儿什么响动，就浑身难受，这种状态就是不自在。站桩的人就自在，静坐的人就自在。什么是自在？自在就是很舒服地享受跟自己相处的状态。

不自在的原因是什么？不自在就是有他在。"他"是谁？"他"就是你出生以后，后天灌输给你的、影响你的、强加给你的各种信息和能量。我们管这种现象叫"附体"。

说到附体，这不是封建迷信，换成科学的说法，附体这种现象就是多重人格障碍综合征——你本来应该有浑然一体的人格，但后天被灌输了其他东西。所以，在不同场合、不同条件下，就会表现出各种声音、姿势、形态、言行……很多人就是这样活着。第一，很累；第二，效果不好。

我说过"狗揽八泡屎"，最后哪一泡也没吃到，所以肤浅。再一个，本身受到压抑，你做的这些事都不是本心想做的，最后就很痛苦。

基本上修仙之人都"去世离俗，积精全神，游行天地之间，视听八达之外"，不跟俗人一起混，不愿意被这种俗气、习气、浊气污染内心，要保持自己的本真，这就是修仙之人。

其实，世间修仙的人多，成仙的人少。所以，"保性命之真"是我们一直说的"上古天真"。

"天真"是什么？就是天赋的性命之真。孔子说："五十而知天命。"其实，在我们眼里看已经晚了，他活了七十三岁死的。

作为一个人来讲，越早知道自己的天命越好，浪费的时间也越少，浪费的精力也越少，做的无用功，甚至对身心的戕害也越少，这叫"保性命之真"。

活着，第一，要知道自己的天命；第二，要保天命。

有一位国学大师叫钱穆，他的父亲三十八岁去世，哥哥四十多岁去世，另外，他的第一个老婆、孩子都死了。经历了这么多惨痛之事，他被深深地触动了，发誓以不寿为耻——作为一个中国人，为什么要一辈子活得那么短？

然后他就开始练静坐，进行修行。有一次，大年三十晚上他静坐的时候，被鞭炮声触动了，当时就开悟了，觉得一股暖流从丹田升到四肢百骸。

钱穆老先生最后活了九十八岁，他不像一些学者、专家混吃等死熬年头，他的著作颇丰，而且研究历史的观点非常正，不像他同时代的一些混蛋，毁国史，挖祖坟，以贬低自个儿祖先为己任。这就是"保牲命之真"。即便我们不为了修仙得道，作为一个正常人，能尽享天年，生无病苦，提高生活质量，不给儿女添麻烦，不给别人添拖累，也应该做到这一点。

因此，天命第一是保真。

全真教的创教人叫丘处机，后世也称他为丘真人（我个人认为，这里说的"真人"偏圣人），他的师父叫王重阳。王重阳的七位嫡传弟子就是全真七子。

我们看起的这个名字，叫"全真"。所以，我说第一要保真，第二要保全——第一，要有保的意识；第二，要有维护的意识，不要让它流失。

我个人认为，保真的话，就是别把有形的物质、无形的能量，甚至带偏你方向、节奏的信息，随便往自个儿的身心去安插。

保就是不让自己的肉身受到各种戕害。从我个人的角度而言，各从其欲，皆得所愿，人们做什么都行。现在，人们戴耳环、脐环、鼻环，以及文身，我个人认为都不是保真，都对身体产生了人为的伤害。还有一些爱美人士削骨、垫脚后跟、隆鼻、打玻尿酸、打羊胎素……我个人认为这些行为都不是保真，也不是全真。

全就是让自己不缺，还有不要让它残。

残和废是两个概念——残是让其扭曲、变形，比如有的东西本来是直直地长，你非得把它掰弯，让它按你的心愿生长，这就叫扭曲、变形。

废是功能没了，比如腿还在，但没有功能，这就叫废。

神仙之全是什么全？说得玄乎点儿，就是得道飞升；说得直白点儿，就是最健康的卫生、养生、护生、保生的学问。

2. 所谓神仙，就是身未动，心已远

"而游求于其外者也"

"游求于其外者"是什么意思呢？就是在性命、肉身之外还有所追求。追求什么呢？可能贫穷限制了我们的想象力，我们也不知道人家追求什么。因为我们小时候有点儿奇思怪想，就被家长称为好高骛远。所以，神仙的世界，不是我们所能理解的。

简单地说，所谓"游求于其外者"的意思就是：

一种情况是，魂魄可以离体，就是出神、出游，游行于天地之间。

古代有本书叫《山海经》，记述了各种奇怪的山川河谷，以及各种地形、地貌，其中有的地形、地貌我们到现在都理解不了。

这至少说明一点，作者的视角很奇怪，他是以超越大气层的、俯瞰的视角来看地面的，你登上一座高山俯瞰一下可以理解，但全方位、大面积地俯瞰，是怎么做到的呢？很多人对此不理解，但我能理解，这些人就是"游求于其外者"，他们躺在床上，魂魄脱离于肉身之外，飞升起来俯视自己，然后去床外看看，去院外看看，去村外看看，去城市外看看……这都有可能。

其实，这种情况就跟发射电磁波一样，你内在的功率强大，信号塔足够高，电磁波才能发射得远。

还有一种情况是，魂魄离体后回不来。以前，我讲过铁拐李修仙的故事，他是八仙之一，有一次他修仙出游，徒弟以为他死了就把他火化了。结果，他回来后就没有可着陆的地方，落不了地。后来，他实在没办法，看到一个刚死的瘸子，就投身到他身上，变成了铁拐李。

出神、出游的现象可能是存在的，通过健康的修行方法就可能做到。

还有一种不健康的方法，就是快死之人会出神。出神以后，他会敏锐地感觉到离开肉身之外的很多东西。比如，距离他很远的两个人在说悄悄话，他能听得清清楚楚。

我在《字里藏医》里讲到魂魄的时候，说了几个古代医籍里记载的医案，其中一个医案说有一个女孩子病恹恹地躺在家里，家人收了蚕丝，父亲一早就出门去卖了，母亲说："也不知道今年的蚕丝能卖多少钱？"结果，没一会儿这个女孩子就说了今年的蚕丝多少多少钱一两，具体到几分、几厘，都说得很详细。到晚上，父亲回来后，母亲问蚕丝卖价，就是女儿白天说的价钱。母亲感觉很奇怪，问女儿："你是怎么知道的？"女儿说："我跟父亲去了。"也就是说，她虽然躺在床上，其实神是跟着父亲一起走了，这就叫"身未动，心已远"。

事实上，这些游求于外，"保牲命之真"的神仙，他们看事情的视野、格局、胸怀、角度跟常人完全不一样。

他们是自得其乐，"以恬愉为务，以自得为功"。有真本事，不求于外。

3. 一个人难得身心不二

"聊以荡意平心"

神仙修行能到什么程度呢？

聊以荡意平心，同死生之域。

在常人看来，这句话念起来都舒服，而且这么牛 × 的事，在神仙看来就是聊以自慰，最起码能让自己"荡意平心"。

"荡意"是什么意思？意是后天的思想意识，是人为的东西。"平心"是人内心的心神的跃动、需求。"荡意平心"就是说一个人完全可以很好地把控自己。

我们经常祈盼一件事称心如意，其实，谋事在人，成事在天。"不如意事常八九，可与人言无二三。"神仙能做到这一点，而我们控制意识没问题，但通过意识来影响内心，却很难做得到。

神仙是能做到心意合一、身心不二的，他们的意识跟内心完全一致，没有冲突，没有打架。而我们现在最大的痛苦就是内心和意识有冲突，拎着自己的头发往起拔，活得太累了，把很多精力消耗在各种纠结和对抗中。

我们应该把"荡意平心"这四个字挂在墙上。

为什么要"平心"呢？我以前反复说过，做人、做事不能走极端，一会儿抑郁，一会儿躁狂，这就不是"平心"。

"平心"就是平常心，但平常心也不是温开水的状态，有平常心的人也有激情、痛苦……但都不会持续太久，自己会很快地从极端的情绪里解脱出来。

很多病人找我治焦虑症、抑郁症等问题，总是想跟我聊天。聊什么天？如果我聊天，病人能跟我聊三天三夜，他们是在发泄不良情绪，不是来治病的，而是来"治"我的。

很多做心理咨询的医生，为什么最后都自杀了？因为他们被别人的气场影响了。

我的治疗原则是身心不二。你之所以陷入这种病态的情绪、情感，就是因为你的身体有问题了。心理医生劝你的话你都明白，但就是做不到。你做不到，我来帮你做到——通过针刺、点穴、服中药的方法，改变你的肉身，这时就算你想聊那些事，心里的那股劲儿也过去了。

有一个病人来复诊说，他的姐夫在加拿大，因为是癌症晚期，医生建议他姐夫放弃治疗，最后决定"安乐死"。结果他姐夫在"安乐死"前录了一大段视频，回顾自个儿以前的生活，而且把这段视频发给了所有的亲戚朋友，很多人看了以后就"中招"了，难过得不行，我的这位病人也不例外。我说："你为什么要看它？如果他给你留了遗产，你去签字继承还可以，但这些东西要赶紧扔掉。"

你觉得我说这句话很无情吗？其实不是的。作为一个医生，为了保护我的患者，只能劝他不要看。

4. 死生的界限到底在哪里

"同死生之域"

王羲之说："固知一死生为虚诞，齐彭殇为妄作。"也就是说，死生的界限分明，相互对立，怎么会模糊了它们的属性、边际呢？

普通人生就生，死就死，他们达不到这种状态，但修仙之人可以做到。

人们都说长寿、长生，想让自己的躯壳、皮囊保持很久。其实，这是没有意义的。

死生的界限到底在哪里？对神仙而言，是循环的，是有轮回的，没有分别的。神仙的世界是常人想象不到的。

5. 有什么样的心理素质、性情，就有什么样的身体结构

"而无怵惕于胸中"

（1）为什么有的人能"泰山崩于前而色不变，麋鹿兴于左而目不瞬"

在北京话里，"怵"就是怵头——硬着头皮也得上。

很多人有社交恐惧综合征，不爱跟生人打交道，不爱碰问题，不敢跟人的眼神交流，跟人交往后总有一种万箭穿心的感觉——打怵、发怵、怵头。

"惕"是什么意思？"惕"是不规则的心跳或心悸。我个人认为，"惕"比"怵"更严重，人们经常说警惕，就是一种警醒和心神外跃的感觉。对古时修仙的人来说，他不会受这种问题的困扰。为什么？因为修仙的人懂得保真，所以心神被自己保护得很好。

所谓心神游求于外,那是心神在最安全、能回来的情况下,才会朝外"发射"一下。而且"发射"前,对时辰、地点、周围的人都有讲究。

膻中穴在哪里?在人体前正中线上,两乳头连线的中点。过去,人们总念:"膻中有好处,将来得善终。"

对膻中的读音,有人念 tán 中,有人念 dàn 中,这个无所谓,反正得其意,忘其形。

膻中穴的周围,有三对与"神"有关的穴位——一对神封穴,一对神藏穴,一对灵墟穴,"三魂七魄"的"三魂"都藏在这里。

如果心包的气强大,膻中穴的气充足,就能很好地保护心神。

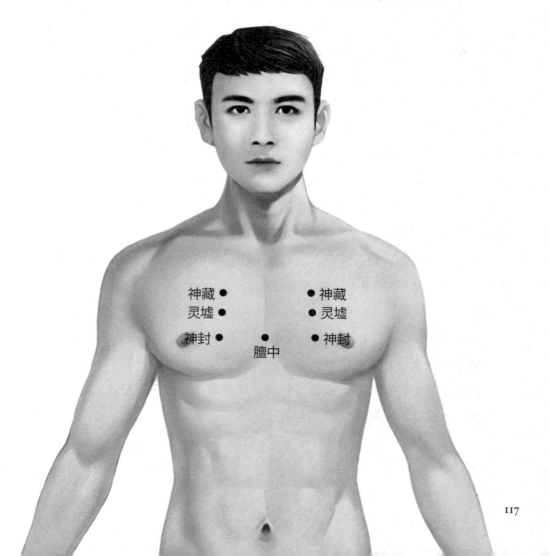

有的人为什么"泰山崩于前而色不变，麋鹿兴于左而目不瞬"，因为这种人专注，他的神有寄托，而且神被保护得非常好。

（2）如果人总是"怵惕"，可以按揉膻中穴，或在胸口挂一块玉

一般来说，普通人很难做到"无怵惕于胸中"，遇到点儿事，常常会心虚、胆怯、怵头、被莫名地吓到，比如别人大声说话、开门、突然出现在他的背后，就会被吓一跳，这都是心神失去保护的缘故。

我之所以能注意到"怵惕"这个问题，一方面源自自身的体验和调养，另一方面是因为受到周稷丰老师的治疗。所以，我给大家几个建议，内心总是"怵惕"的人，一是找医生治疗，按揉自己的膻中穴、神封穴、神藏穴等。还有一个建议是佩玉。之前，我讲过中医的佩服疗法——挂香囊、佩玉。其中，玉在中华民族八千多年的历史里，都是作为祭祀通神的礼器，因为古人认为神是吃玉的，之后人们祭祀才开始摆猪头、羊头、牛头。其实，以前真正祭祀的礼器是玉，因为玉可以护心，历代都有这种讲究。比如，贾宝玉的脖子上戴有一块通灵宝玉，让他不会出幺蛾子，不会犯浑。

我一直认为，古人说的玉是和田玉，"金石之玉"是从西方传过来的。现在的一些翡翠、钻石，在我的眼里都不能算是玉。

玉有个特点是温润，而很多宝石摸上去是凉的，比如钻石虽然折射出璀璨的光芒，但不符合中国人的心理特点。

现在，据说和田玉的籽料、山料都被挖完了，市面上一般都是青海玉、昆仑玉或俄料，颜色、光泽会差一点儿。

佩玉不在大小，就算你整天戴着一身的玉，可能也保护不了心神。其实，佩玉就是一种仪式感，或者是祈祷，或者是一种信任。所以，如果我们总是"怵惕"，可以在膻中穴的位置挂块玉。

（3）胸廓的宽窄跟人的性格有关，
　　有蔽骨的人"怵惕"的病态表现就少

在多年的临床中，我发现了一个有趣的现象——胸廓的宽窄，跟人的性格、心胸的宽广有一定关系。

另外，蔽骨（剑突）跟人的心理素质有直接关系——有蔽骨的人"怵惕"的病态表现就少。

我曾经给一个学生治疗，他是一个 IT 大佬，经历了生意上的起伏跌宕、家庭变故，最后在我这里治疗后打开了心结，事业重新起步，家庭也回归了正常，关键是个人的心态得到了很大的改善。

我给他治疗了两年后，发现他又有心结了。他却说："我没有。"我说："你又有了。"又给他扎针，扎来扎去，结果他的心结越来越大，越来越硬。后来他这才意识到，自己的蔽骨又长出来了。

近十年中，我陆陆续续治的病人里，原来没有蔽骨的，经治疗后长出蔽骨的不在少数。他们原来抑郁、焦虑的症状得到了改善，心胸变得宽广，心情变得美好，性格也有改变。我治疗的人中恢复得最快的是我的老乡，我给他治疗过两次，两周做一次治疗，一个月内长出蔽骨。

总之，人有了蔽骨，就少怵惕，心神就会安定一些。

我说身心不二，你有什么样的心理素质，有什么样的性情，就有什么样的身体结构。

6. 要警惕那些迎合君侯帝王长生不老心态的人

"然而或者专以为务，则诞欺怪迂之文弥以益多，非圣王之所以教也。孔子曰：'索隐行怪，后世有述焉，吾不为之矣。'"

最后，按照李柱国的行文风格，又开始讲反面的事。

然而或者专以为务，则诞欺怪迂之文弥以益多。

有些人钻空子，以此迎合某些君侯帝王长生不老的心态和需求。既然他们有这种需求，就很容易轻信、上当。就像人快被淹死了，身边漂过了一株草，他会抓住，因为他觉得能救命。

这些坏人会编造一些胡说八道的东西，去迎合君侯帝王的需要，自个儿还能博名博利；他们还特别大胆，就靠这些东西骗人，而且骗了很多人。这种市场需求一直都很大，正常人理解不了这种怪诞的需求。

我最痛恨的是所谓炼外丹的方法，通过炼矿物药，其实就是五石散的遗风来让人长生不老。但历朝历代很多人炼丹、服丹后丢了性命。

非圣王之所以教也。

如果走这条邪路，我们整理这些古代典籍就没有必要，这也不是古代圣明君主的本意。

孔子曰："索隐行怪，后世有述焉，吾不为之矣。"

历史上有很多领域，孔子是没有触碰的，或者他没有师承，他不理解。比如，他不理解《易经》，虽然他"韦编三绝"，但把绑竹简的牛皮绳翻断很多次也没理解……

但孔子是一个实话实说的人。他"未知生，焉知死"，不触碰跟生死有关的问题；"子不语怪力乱神"，对那些无形无质的东西，他不触碰。

奇怪的是，"索隐（探索那些隐秘的、肉眼看不到的东西的行为）行怪（履行或践行）"——比较不符合人情，不符合常理。

"后世有述焉，吾不为之矣。"历朝历代虽然都有记载，但这些东西我不碰。也就是说，孔子不敢触碰方士、巫觋这方面的东西。所以，道家的传承在他身上没有什么体现。

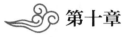

第十章
其实，中华文化的根底都在道家

其实，道家很多养生、防病、治病、养老、返老还童、提高生活质和量的方法，都和我们的普通生活息息相关。

【经文】

宓戏杂子道二十篇。上圣杂子道二十六卷。道要杂子十八卷。黄帝杂子步引十二卷。黄帝岐伯按摩十卷。黄帝杂子芝菌十八卷。黄帝杂子十九家方二十一卷。泰壹杂子十五家方二十二卷。神农杂子技道二十三卷。泰壹杂子黄治三十一卷。右神仙十家，二百五卷。

1. 史上有关"神仙"的具体书籍有哪些

"宓戏杂子道二十篇。上圣杂子道二十六卷。道要杂子十八卷。黄帝杂子步引十二卷。黄帝岐伯按摩十卷。黄帝杂子芝菌十八卷。黄帝杂子十九家方二十一卷。泰壹杂子十五家方二十二卷。神农杂子技道二十三卷。泰壹杂子黄冶三十一卷"

接下来，我们看一下史上有关"神仙"的具体书籍。

第一本是《宓戏杂子道二十篇》，我在讲伏羲的时候已经说过了，这是伏羲传下来的杂子道。

第二本是《上圣杂子道二十六卷》。

第三本是《道要杂子十八卷》。

第四本是《黄帝杂子步引十二卷》。"步引"就是天罡（gāng）布北斗，是一种布法。

第五本是《黄帝岐伯按摩十卷》。

导引按跷应该归在医经或经方里，怎么就归到神仙卷里了？我跟大家说过，史上最早的中医治疗方法是祝由，其次是按摩。通过按摩，可以有肉体的接触、力的交流、气的交流、意的交流、心神的交流。所以，按摩是一种很高级的治疗方法。西方人认识到婴儿应该抚触、亲人之间应该拥抱，这都跟按摩有关。

第六本是《黄帝杂子芝菌十八卷》。

为什么把"芝菌"放在这里？"芝"是灵芝，"菌"是蘑菇。其实，芝菌是致幻剂。云南一到菌上市的时候，人们都疯跑着去吃各种菌，其中有些菌晒干了放在兜里，有时得掰开，掰开后人就会出现幻觉，眼前出现各种小人。

古代巫师达不到通神状态的时候，有时会借助于酒、菌。所以，我把它们都归到毒品里。

《神农本草经》里论述了青芝、赤芝、黑芝等各种菌类，这些没那么邪，只是一种药。像我们平时用的茯苓、猪苓也是菌类，是恢复肠道的有益菌，对填精益肾、安神都有很好的作用。

第七本是《黄帝杂子十九家方二十一卷》。

第八本是《泰壹杂子十五家方二十二卷》。

第九本是《神农杂子技道二十三卷》。

第十本是《泰壹杂子黄冶三十一卷》。

这些书都存在吗？都存在，被收录在道家集大成的典籍书目《道藏》里。

其实，道家一直在研究修仙的学问，中华文化的根底都在道家。所谓道家的修仙方法都是伏羲、女娲、炎帝、黄帝传下来的，在《道藏》里，这些修仙的方法、仪轨、仪式等，还有师徒之间、道门之间的口传心授都有保留。所以，道家的学问，就是神仙的学问。

2. 如何正确学习道家养生、防病、治病、返老还童、提高生活质和量的方法

中华人民共和国成立后，新一届的道教协会会长陈撄宁老先生提出一个学问，他想把束之高阁、不好传授的道家学问变得世俗化一些，让普通人也能学习。所以，他提出一个概念叫"仙学"。也就是说，没必要把道家理论搞得那么神神秘秘、神神鬼鬼的。

其实，很多道家养生、防病、治病、养老、返老还童、提高生活质和量的方法，都和我们的普通生活息息相关。所以，陈撄宁老先生提倡把这

些方法传给普通大众。

仙学就是把人和仙分开，做人就做这样的人，自己还是人，变不成其他的。所以，仙学的口号我非常认同。我个人认为，我做的事就是基于入世的中医或老师的角度、形象和地位，去推广一些道家关于身心健康方面的知识和技能。几十年来，这一直是我一以贯之的信念，而且也在坚持。所以，我在"厚朴中医"的教学中提出了四个字——学、修、习、行。

3. 为什么"书不读秦汉以下"

《汉书·艺文志·方技略》整理了那么多书，能留下来的四套东西，已足够我们学一辈子，甚至几辈子了。但是，学的目的是什么？"善言天者，必有验于人；善言古者，必有合于今。"

我们不是为了复古而复古，而是因为古人认识到的思想、理论，能用在我们今天的生活中，能解除我们的痛苦，能给我们的迷惘指一个方向，能让我们的猜疑和迷惑得到解决。为什么不去学呢？

我们的眼里不分什么中和西，只是我们要知道，中国人在这方面的探索，中国人的智慧，是其他什么都无法相比的。

到这里为止，《汉书·艺文志·方技略》我就介绍完了。总的就是想告诉大家，在两千年前，我们的文明、我们对人的认识、我们对身心健康的认识，已经达到了一个辉煌的高度。所以，有句话说："书不读秦汉以下。"原因就在这里。

其实，汉朝整理了秦以前道家的思想，或其他诸子百家的思想，从此以后就乱了，没法看了。

《汉书》以后，到晋朝的时候有过几次整理，但真正的整理是在隋朝统一天下以后，写了《隋书》（如果大家有兴趣、有精力、有时间的话，可以看一下）。在《隋书》里，目录不叫《艺文志》，而叫《经籍志》。

在里面，我们能看到《汉书·艺文志》里记载的东西，有多少失传了，有多少新发现，又有多少是伪造、以次充好、狗尾续貂加进来的。

到了隋唐的时候，基本上，《黄帝内经》十八卷、《黄帝外经》三十六卷失传了，《扁鹊内经》《扁鹊外经》变得零乱了。

下一章开始讲名医郭玉的故事，很有意思，他的故事印证了《汉书·艺文志》那个年代发生的现象——由于战乱，典籍流失，人才流失，他很艰难地把这一医脉又传了下来。

《后汉书·郭玉传》篇

第十一章

《后汉书》完整记载了
东汉的整个历史

学习中医，学生必须主动、有求知欲，老师才能教。孔子也说过，如果学生没到有疑问的时候，老师别回答他；学生没有积攒到不愤不启的爆发点时，老师没必要去点拨他。

【经文】

郭玉者，广汉雒人也。初，有老父不知何出，常渔钓于涪水，因号涪翁。

乞食人间，见有疾者，时下针石，辄应时而效。乃著针经、诊脉法传于世。

弟子程高寻求积年，翁乃授之。高亦隐迹不仕。

1. 培养一个贵族需要三代人

本章要讲的内容选自《后汉书》。

前面，我讲了《史记》《汉书》，它们的作者都非常有名，也很优秀。

东汉、三国、两晋结束后，到了南北朝时期，刘寄奴（南朝宋武帝刘裕的乳名，这是历史上唯一用名字命名中草药的皇帝）建立宋朝，这个时期有个人叫范晔，他写了《后汉书》。

我们上中学时，有一些非常优秀的课文就选自《后汉书》。《后汉书》有八十篇传记，都非常优秀。比如，写《汉书》的班固，在《后汉书》里就有《班固传》；发明地动仪的张衡，在《后汉书》里有《张衡传》（南阳有三个著名景点，一个是张仲景医圣祠，一个是武侯祠——诸葛亮躬耕陇亩的地方，还有一个就是张衡墓）；著名的医学家华佗，在《后汉书》里有《华佗传》……

《后汉书》的作者范晔是一个世袭的贵族，他的父亲、爷爷都是东晋的高官。所以我说，培养一个贵族需要三代人。只从我们这一代开始身体力行、言传身教，抚育孩子的任务才完成了一半，等你的孙子成人的时候，他才可能成为贵族。

范晔的才华确实是令人钦佩的，但遗憾的是，他后来被卷入了政变，四十八岁时因为事情泄露，被最好的朋友出卖，最后被处死。

我一直在感慨一件事，商朝还有神权，到周朝的时候就没有了，变成了军权独大。这种情况就导致人们没有了持续对神、对天命的敬仰。大家都是人，你再怎么崇拜他，他也得吃喝拉撒睡，也是凡人一个。虽然你在外边制造了虚假形象，但宫廷内部的人你骗不了。所以，大家都形成了这样的观念——"皇帝轮流做，明天到我家""人人都有帝王相，人稠地窄轮不上"，于是变成了人跟人之间的争斗。

这两千年来，就造成了这样的恶性循环。宋、齐、梁、陈基本都遵循这种规律——大臣、军事将领把皇帝干掉，又建立一个新的朝代。

《后汉书》记载了什么呢？记载了从汉武帝到班固时期一百九十五年的历史。所以，《后汉书》完整地记载了东汉的整个历史。

2. 蜀国也是中华文明的发源地之一

"郭玉者，广汉雒人也"

（1）广汉是最早的蜀国都城

《郭玉传》发生的时代背景是什么时候呢？西汉末年王莽篡权后到东汉初年。

接下来，我们看看《郭玉传》的原文。

本文不像伏羲、女娲那样，既有氏，又有姓，又是号，而是简单明了："郭玉者"——有个叫郭玉的人。

广汉雒（luò）人也。

广汉有个别名叫雒城。广汉是哪儿？出土沟通天地鬼神的三星堆大立人的地方，是最早的蜀国文明发源地，也是蜀国的都城。

近几十年，人们发现了三星堆以后，始终有一个让人头痛的问题——它跟中原文化好像不大一样。当然，也有一样的地方，比如用礼器苍璧礼天。

（2）三星堆跟中原文化好像不大一样

三星堆出土了大量的玉器，玉琮祭帝，青圭祭东方，玉璜祭西方，还有各种形制的玉器，跟中原文化、红山文化都是一样的。但也有解释不了的，比如青铜器、面具。

三星堆没落后变成了金沙文明。三星堆代表的是蜀国文明，而蜀国文明到底是蚩尤的传承，还是大禹的传承、彝族祖先的传承，现在没有定论，但它是一种特殊的文明存在。

我看到广汉的祭祀坑里有很多象牙、青铜器，都是被很仓促地烧毁后埋进去的，那是因为敌人来了，人们为躲避战乱匆匆干的事。

我个人认为，三星堆也是彝族最早的文明源头，是古蜀国的文明。因为它跟历史记载是一样的，当时有个蜀王叫蚕丛，"目纵"——很多人以为蚕丛的眼睛是立起来的，后来才发现，其实"纵"

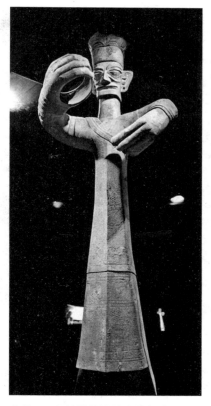

收藏于三星堆博物馆的青铜大立人像

是眼珠凸出来的样子，有点儿像甲亢，而三星堆的很多青铜面具的眼睛就是凸出来的。

蚕丛、鱼凫、杜宇等都是古蜀国的君王。而蜀国最早是被秦国灭掉的，也就是说，有可能秦国人从成都跑到广汉杀尽了蜀国人。

四川是一个人杰地灵的地方，我对四川有一种莫名的亲切感和好感。我去过四川的虹口、连三坪、青羊宫等地，感觉山里孩子们的眼睛都是亮亮的。我曾经带厚朴四期的学生专门沿着彝族人的迁徙路线追到了云南的大理，还去了丽江。我们还专门邀请了一些彝族的巫师（现在他们还有一些传承——毕摩），跟他们座谈，他们提出了一种观点——三星堆文明是彝族的传承。青铜立人的手里到底拿着什么东西？据他们解释，拿着的是祭祀用

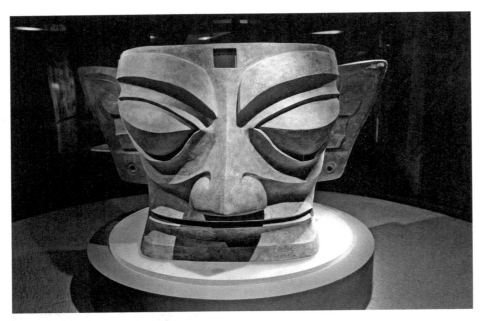

收藏于三星堆博物馆的青铜面具

的酒杯，根据不同的场合，有顺时针的，也有逆时针的。

广汉这个地方很神奇。大家记住，只要做过国都的地方，肯定会留下一些神奇的饮食、人物、传承。另外，广汉还出过一位著名的道家人物——净明宗的祖师许逊，南昌万寿宫是净明宗的祖庭。

许逊号称得道，能降龙伏虎。他在广汉的时候担任过县令，为官一方，造福一方，得到了大家的尊敬和爱戴。现在去广汉的话，能看到它的古城匾额上刻着两个字——"雒城"。

3. 不用发生特殊事件，也能治好病

"初，有老父不知何出，常渔钓于涪水，因号涪翁。乞食人间，见有疾者，时下针石，辄应时而效"

这就有意思了，突然有个老头，不知道从哪儿来的，也不知是何方人氏。

这老头在干吗呢？"常渔钓于涪（fú）水"，涪水发源于岷山，从北向南流，最后汇到嘉陵江。之所以叫涪水，是因为它流经了四川绵阳——西汉初年，四川绵阳是汉高祖刘邦设的一个县，叫涪县。

这条江很长，涪翁到底在哪儿钓鱼？根据郭玉是广汉人，涪水又流经涪县，我们可以推断他在四川绵阳钓鱼。

涪水到现在还在四川，因为这个老头儿经常在涪水钓鱼，就给他取了个外号叫涪翁。老头儿很有意思，他钓的鱼没有多少，食不果腹，"乞食人间"——还跟街坊邻里要饭吃。

我觉得要饭没什么惭愧和自卑的，据说佛祖当年也是要完饭，洗完饭盆就开始讲《金刚经》。虽然涪翁"乞食人间"，但也不白吃。他一看到有人发病，当时就给人扎针或用砭石刮痧——"见有疾者，时下针石"。一进去马上就见效——"辄应时而效"。看来，穷医还真是饿不死。

其实，我上学的时候，对中医还没有信心，总盼着发生一些特异事件。当时我从大同坐绿皮车，七个小时才能晃悠到北京南站。我那会儿总想着火车上的广播说："有人得病了，谁是医生？"然后我去把病人救好，我就出名了。结果，一次也没碰上。其实，就算我碰上这种情况，也未必能把病人抢救过来。

后来，我发现其实不用发生这些事，也能治好病。比如，周围有人得了感冒，几下就给他治好了。

4.学习中医，学生必须主动、有求知欲，老师才能教

"乃著针经、诊脉法传于世。弟子程高寻求积年，翁乃授之。高亦隐迹不仕"

（1）孔子说，如果学生没到有疑问的时候，老师别回答他

乃著针经、诊脉法传于世。

这里的跨度有点儿大，前面还是个钓鱼、要饭的老头儿，中间过渡了一下——给人扎针治病有效，一下就蹦到了著书立说。这是怎么回事呢？

原来，这个故事发生在西汉末年。王莽篡权以后，绿林赤眉起义，天下大乱。然后这位老先生就从西安（当时的长安）走古道避战乱，可能经过汉中到了四川。所以，《针经》《诊脉法》不是他写的。

其实，我个人认为没准就是写《汉书·艺文志》的御医李柱国老先生传的。传给谁了呢？传给了弟子程高——"弟子程高寻求积年，翁乃授之。"

因此，学习中医，学生必须主动、有求知欲，老师才能教。孔子也说过，如果学生没到有疑问的时候，老师别回答他；学生没有积攒到不愤不启的爆发点时，老师没必要去点拨他。这就跟中医治病一样，如果脓包没熟，你把它挑破了，脓就出不来了。

前面，我为什么说这位老先生是为了躲避王莽战乱时期的一位不知其名、不知所出的人？而且这个世外高人为什么突然来到了成都？我的猜测是有依据的。1993年，在绵阳永兴镇双宝山发掘的二号汉墓，出土了一件特别惊世骇俗的模型——油漆木头人，而且木头人的头、胸、背、手都用红色的线描绘出了人体的经脉。也就是说，这是最早发现的汉朝出土的模型。

更有意思的是，2012年，在成都天回镇老官山汉墓里又出土了一件标明经络和穴位的油漆木头人，也是一个经穴的模型。而且在天回汉墓里，还出土了大批的医学经典。

这些竹简摆放的位置、叠压的次序和简文内容，一共分成了九部医书，第一部是《五色脉诊》，大家是不是觉得很熟悉？后面整理出的医学经典是《敝昔医论》，据考证，"敝"（敝）加"昔"（苦）是一个通假字，是扁鹊的意思。其实，"敝"底下是"鸟"

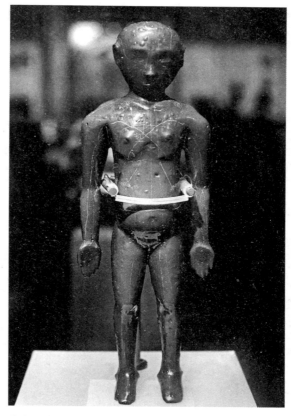

出土于成都老官山汉墓的西汉经穴漆人

（鳥），本身是锦鸡。

《敝昔医论》中说，人有九窍、五脏（臟）、十二节。

还有医学经典《脉死候》《六十病方》《尺简》《病源论》《经脉书》《诸病症候》《脉数》，等等。

我个人认为，一方面，这些医学经典似曾相识；另一方面，确实是在西汉整理出来的，看上去确实像民间传授而来。所以，既然在绵阳汉墓的陪葬里有这么多医书，一个老头儿凭空出世了一本《针经》就没什么稀奇的了。我个人认为不是这个老头儿写了《针经》《诊脉法》，而是他代表民间，把汉朝官府整理的医书传播了下去。

（2）关于求医问道，有一个程度问题

关于求医问道这种事，有一个程度问题。比如，低层次的人让你传给他几招，你告诉他几个秘方，他要拿去用；加上他脸皮厚，治不好、治死了也不管，反正治好了就收钱，也能混一辈子。

像我这样的人，总是想问为什么——为什么有的病人治好了，有的病人治不好？为什么有效？为什么无效？总是想问背后的原因，导致自己有点儿痛苦。如果碰到好老师，能给你完美的解释，你的水平就能提高一大截；如果碰到不好的老师，有可能你一辈子上下苦苦求索，也得不到答案，就像程高一样"寻求积年，翁乃授之"，老头儿教给他了。

结果，程高跟老头儿一样——"高亦隐迹不仕"，不知道躲在哪个犄角旮旯，不去做官。为什么？因为他不知道谁得天下了，那时"城头变幻大王旗"，于是"隐迹不仕"。

第十二章

每种治疗手段都有自己擅长和不擅长的领域

中医也好，西医也罢，都是人类智慧的结晶，为什么要搞二元对立呢？很多"中医黑"的特点是什么？信中医就别吃西药，那是他们的逻辑——信西医就不能吃中药。

玉少师事高，学方诊六微之技，阴阳隐侧之术。和帝时，为太医丞，多有效应。帝奇之，仍试令嬖臣美手腕者与女子杂处帷中，使玉各诊一手，问所疾苦。玉曰：『左阳右阴，脉有男女，状若异人。臣疑其故。』

帝叹息称善。

1. 用药是中医治病的手段之一，不是唯一的

"玉少师事高，学方诊六溦之技，阴阳隐侧之术"

结果，程高又传给了郭玉。"玉少师事高"，意思是郭玉年轻的时候就拜程高为师，而且伺候老师。"事"就是给老师做事。

郭玉"学方诊六溦之技，阴阳隐侧之术"，其中，"方"是禁方，"诊"是五色诊，然后是"六溦之技"——后世对此有争论，有人说"六微"可能是三阴三阳，指大论；也有人说印错了，"微"不是"溦"，而是"徵"。我个人认为，"六溦之技"应该是《黄帝内经·素问·异法方宜论》里的六种技术——东方砭石，南方微针，西方草药，北方艾灸，中原地区导引按跷。这是我们学中医必不可少的学习内容。

现在，很多人认为由于农药、化肥、转基因等影响，中药保证不了疗效。而且现在的中药不地道，怎么保持疗效？劳驾，用药是中医治病的手段之一，不是唯一的，我们还有其他办法。所以，"厚朴中医"训练出来的中医，"六溦之技"是必备的。

我带厚朴五期、六期的同学学针刺，很多同学心虚、胆怯，拿着针就哆嗦。其实，这种现象很正常，我们都是这么过来的。

这种现象说明，首先你把它当回事，你有敬畏心才会哆嗦。如果你厚脸皮，拿人命当儿戏，当然不会哆嗦。

有关"六溦之技"，我在讲《黄帝内经·素问·异法方宜论》的时候特别强调了，第一，生活在每个地域的人发病有各自的特点；第二，每种技术的应用也有各自的特点、禁忌。

当然，生活中碰到的很多大夫都是一门独大，一门精进，他们觉得自己用针灸或别的某种技法可以无病不治。其实，每种治疗手段都有自己擅

长和不擅长的领域。《伤寒论》经常告诫人们一些治疗事项，比如肾不可火攻，"烧针令其汗，针处被寒，核起而赤者，必发奔豚"。

我跟学生说："治病一定要达到什么境界呢？有点儿像庖丁解牛那种'谍然已解，如土委地。提刀而立，为之四顾，为之踌躇满志'的气场，手里拿根针、拿块刮痧板，顿时就有那种气场出来，才叫学成了，这就是学'六微之技'。"

阴阳隐侧之术。

"阴阳之术"不用说了，我们讲的阴阳是天文，是日月、星辰、北斗、北极、二十八星宿的变化。由天文推出历法，然后推出季节、时辰对人的影响，这叫阴阳。

什么是"隐侧之术"？请注意，有句话叫"阴阳不测谓之神"。关于"隐侧"，我个人认为，这是一种不好公开的东西，跟方技、方士用的一些东西有关。

2. 郭玉是东汉时太医的头儿

"和帝时，为太医丞，多有效应"

汉和帝是东汉的第四位皇帝，在历史上很有作为，他登基以后，首先扫清了外戚——窦太后。

当时汉和帝扫清了外戚的势力，汉朝达到了鼎盛时期，而且对西域重新恢复了统治，扩大了版图。但是很遗憾，汉和帝英年早逝，二十七岁就驾崩了。

本篇讲的郭玉的故事，就发生在汉和帝的年代。这个年代大概是什么情况呢？如果说涪翁是躲避秦朝覆灭以后的战乱，郭玉的故事大概就发生在公元90年到公元100年。汉光武帝刘秀统一天下建立东汉的时候，是公元 25 年，到了汉和帝的时候差不多已经过去了六十多年，那时天下已经稳定。所以，涪翁为了躲避战乱，携带经书跑到四川，再传给程高，传到郭玉就等于又回传到宫里了。

郭玉学了"六微之技，阴阳隐侧之术"以后，逐渐有了名声，就被选到宫中当了太医丞（太医丞就是太医的头儿。中国古代是学而优则仕，学术上拔尖的人肯定要兼个什么行政的职务，或者是接了行政职务才能显示自己学术上拔尖），其间汉和帝经常召见他，结果"多有效应"。

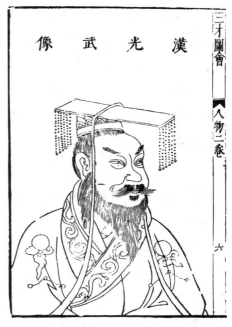

《三才图会》中的汉光武帝像

3. 郭玉不仅医术高超，做人还能做到 "看破不说破" 的境界

> "帝奇之，仍试令嬖臣美手腕者与女子杂处帷中，使玉各诊一手，问所疾苦。玉曰：'左阳右阴，脉有男女，状若异人。臣疑其故。' 帝叹息称善"

因为郭玉在当时医术很高，年轻的汉和帝就很好奇，于是"令嬖臣美手腕者与女子杂处帷中"。

"嬖臣"就是被宠幸的臣。当时汉朝的统治有两个特点：一是外戚专权，二是宦官专权。一会儿皇帝利用宦官把外戚干掉，一会儿皇帝跟外戚联手把宦官干掉。汉灵帝时期的十常侍都是宦官。这种现象像一种诅咒一样，让整个社会陷入一种恶性循环里不能自拔。所以，历史上一些同性的故事，比如断袖、分桃都发生在汉朝。

我个人认为，"嬖臣"可能是宦官，不然他不会总在宫里待着。受好奇心的驱使，汉和帝就下令让一个相貌英俊、皮肤细腻白皙的男人跟一个女人围在帐子里，然后让郭玉过来，说："你号一下脉，看看他是什么病。"

帐子里先伸出一只男性的手，或者先伸出一只女性的手。然后汉和帝对郭玉说："你不是能号脉吗？你不是仓公的传承吗？你不是号称号脉就能说出病由，说出症状吗？"

结果，郭玉号完脉以后说了一句话："**左阳右阴，脉有男女，状若异人。**"什么意思呢？我号的左手脉是个男人，右手脉是个女人，一个人的身体里居然有男有女，脉象显示雌雄同体，这可真是不常见。

对此，郭玉感到很疑惑——"**臣疑其故**"。

其实，如果碰上一个糙人，真相就直接揭开了："回禀皇上，我号了脉，里面是两个人，一个是男的，一个是女的。"但在当时如果这么说，是会被砍头的。所以，得委婉地说，还得装出一副莫名其妙、很蒙的状态，得让皇帝本人来说才对。

以前，大臣给皇帝献书，让皇帝审阅，如果犯了太多错误是会被砍头的；严重的话，一个错误都没有也可能会被砍头。所以，一定要精心设计留出一点儿东西，让皇帝看出来，然后皇帝一批，说："这是怎么回事？"

其实，从号脉本身来讲，不说玄的，你把我的眼睛蒙住，让我号两个人的脉，我也能号出来。为什么？因为心率不一样。另外，长期摸脉的人，手感要比别人敏感得多，我们叫尺肤诊——中医摸脉时都要触摸病人手腕的皮肤，感受手腕的温度，皮肤的滑腻、粗糙，然后感受脉象。至于被号脉的人是男是女就不好说了，但俩人的手是能摸出来的。

结果，郭玉看破不说破，留下了一个扣子，让谁解呢？就让汉和帝来解。汉和帝听完后，"**叹息称善**"，佩服地说："你不愧是一个好医生。"

号脉这个东西不要挑战专业的人，怎么说呢？就是"读书破万卷，下笔如有神"。《卖油翁》中的油翁说："无他，但手熟尔。"

很多人经过多年的积累磨炼，游于艺而志于道，别人不要随意挑战。

我看过韩寒写的一篇文章，他说不服"九球天后"潘晓婷，就挑战了她，结果，韩寒一直在摆球。

现在，有不少人对中医提出疑问，甚至诘难，这都是正常的学术争论。

但如果"中医黑"拿这两套标准来判断、诬蔑中医，甚至捏造事实，毁中医、中药行业，那就是别有用心。

举一个简单的例子，一说中医疗效，都说没有因果性、相关性，就是说病人的感冒好了跟吃了中药没有直接的关联。他们认为，感冒是可以自愈的，所以就把中药的效果否定了。

他们这么说是可以的，但有的人吃了龙胆泻肝丸导致肾功能衰竭、肾坏死，为什么又说是中药害的呢？有什么证据吗？它们之间有相关性吗？为什么中药有效时他们不承认吃了中药，而中药有害时就说吃了中药呢？这明显不是一个科学的、严谨的做学问的态度。

现在，人们对中医的很多诬蔑都是出于对传统文化的自卑，以及由自卑带来的屈辱感。

他们没地儿发泄自己的自卑感、屈辱感，就只好骂中医，这是发泄自卑感带来的屈辱感的最好方式。

学中医没必要跟他们去争，自得其乐就好，而且我们的特点是兼收并蓄。中医也好，西医也罢，都是人类智慧的结晶，为什么要搞二元对立呢？很多"中医黑"的特点是什么？信中医就别吃西药，那是他们的逻辑——信西医就不能吃中药。

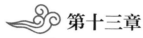 第十三章

做病人苦，做医生更苦

病人和医生合一是最好的。我觉得所谓的高级、
所谓的贵族都是在精神层面、价值观层面的高度
契合。如果贵人碰上贱人或贱人碰上贵人，价值
观发生冲突，很多事情就摆不平。

【经文】

玉仁爱不矜，虽贫贱厮养，必尽其心力。而医疗贵人，时或不愈。帝乃令

贵人羸服变处，一针即差。召玉诘问其状。对曰：『医之为言意也。腠理

至微，随气用巧，针石之间，毫芒即乖。神存于心手之际，可得解而不可

得言也。夫贵者处尊高以临臣，臣怀怖慑以承之。其为疗也，有四难焉：

自用意而不任臣，一难也；将身不谨，二难也；骨节不强，不能使药，三

难也；好逸恶劳，四难也。针有分寸，时有破漏，重以恐惧之心，加以裁

慎之志，臣意且犹不尽，何有于病哉？此其所为不愈也。』帝善其对。年老

卒官。

1. 帮助别人的时候，一定要注意有没有副作用

"玉仁爱不矜"

前面说到了郭玉传承的过程，讲到了四川的人杰地灵、老官山汉墓、绵阳的汉墓。所以，很多中医的理论、书籍在四川得以传承，四川也出了很多名医。1956 年，北京中医学院初建的时候，也从四川调了很多优秀的医生、学者进京，比如蒲辅周先生。

本篇，我们继续学《郭玉传》。

玉仁爱不矜。

郭玉大夫的内心比较温暖、柔软，所以处理人际关系"仁爱不矜"。

仁是什么？仁者爱人，仁是跟别人的一种关系；爱是一种投射、聚焦或释放。能做到仁爱的人，确实不容易，装出来的那不叫仁。内心一定要有充盈的能量，而且懂得在特定的条件或合适的机会下去释放。

现在，有种行为叫强迫。比如，有人说："我要帮你。""我是为你好。"于是他就以这种名义做一些把自己的想法强加于别人的事。

这一点，我在国外是深有体会的——你爱别人，别人是不是要接受？比如，你帮一些年纪大或身体不太灵活的人搬东西，你首先要问一下："May I help you？"但有些人不是这样的，他们觉得自己是为别人好，上去就帮人拎东西，不知道的人还以为你要抢他东西呢。所以，我们在帮助别人时，一定要注意"副作用"。

很多人说："我关心别人、帮助别人，就会招人恨。"这是你活该，因为你不尊重别人。以前，有一个人跑到美国给流浪汉撒钱，这种做法太低级！因为他是在满足自己居高临下的虚荣心。所以，我们帮助别人，一定要征得别人的同意。

以前有一种帮助穷人的办法，叫以工代赈，他们绝对不会把银两或钞票等救济的东西发到需要救济的人手里，而是给需要救济的人一份工作，让他们有尊严、体面地拿到工资。但有些人就是懒汉，如果你把钱给他，只会让他变得更懒。仁爱的学问很大。我们可以爱别人，但要考虑不能泛滥，不要做圣母。

"矜"是自夸的意思，自个儿把自个儿夸成一朵花，然后对别人矜持，慢待别人，这是不对的。所以，"仁爱不矜"是中国人的审美，是评选好人的一个重要标准。

比如，我经常在诊所里碰到来看病的朋友、患者、粉丝，有的人会说："徐大夫，我要跟你照张相。"从理论上讲，不管你多忙，一定要满足人家的要求；从内心来讲，"真不好意思，我现在忙着呢""我今天没梳头""我今天穿的衣服不合适"……让人家一看，这个家伙太傲慢，这就叫"矜"。

2. 但凡大医，给"贫贱厮养"的人治病也是尽心尽力

"虽贫贱厮养，必尽其心力。而医疗贵人，时或不愈"

郭玉"仁爱不矜"，他没有架子。

虽贫贱厮养，必尽其心力。

"贫贱厮养"是四种不同的人。

"贫"是没钱的人，病人不给郭玉钱，他也会给人家看病，这就是大医精诚；

"贱"是地位低下的人，比如伺候人的奴婢（以前有部日本电影叫《伊豆的舞女》，是山口百惠演的，在电影中，她从事的是卖唱的工作，看见人过来，她得赶紧躲在路边让路，因为她从事的是贱业）；

"厮"是跑腿的人；

"养"是寄养的人，不是亲生的。

碰到这些地位低、没有钱的人，郭玉"必尽其心力"——照样尽心尽力给人看病，而且疗效显著。

能做到这一点确实不容易。比如，作为医生，病人身上的气味你都受不了，那怎么行呢？有的病人不爱洗澡，可能会得寄生虫病，各种污秽、肮脏。所以，做医生确实需要大爱。

而医疗贵人，时或不愈。

"贵人"是什么？针对"贫贱厮养"来讲，"贵人"就是地位高的有钱人。郭玉给这些人治疗，有的有效，有的没效。

其实，"时或不愈"这种结果是很要命的，尤其给这些"贵人"看病。

3. 中医治病需要用心、用神

"帝乃令贵人羸服变处，一针即差。召玉诘问其状。对曰：'医之为言意也。腠理至微，随气用巧，针石之间，毫芒即乖。'"

（1）医生从思考到行动的整个过程，其实就是一个字——"意"

前面讲过，汉和帝是一个好奇心很强的人，有事没事总要搞一些花样。有一天，他"令贵人羸服变处"。

什么意思呢？汉和帝让有钱、有地位的人穿上破烂衣服，假装成"贫贱厮养"，也不坐车，也不前呼后拥地去找郭玉看病。结果，有人以前没看好的病，这次却"一针即差"。

什么叫"一针即差"？"差"，通"瘥"。当病愈讲的时候念 chài，当疾病讲的时候念 cuó。

汉和帝一看这种情况，就把郭玉叫来"诘问其状"："为什么病人穿漂亮衣服的时候治不好，穿破衣服的时候一针就治好了？"

结果，郭玉说了一段特别传世、特别有教育意义的话。第一句话就很有名，"医之为言意也"，意思是你要让我概括医生从思考到行动的整个过程，其实就是一个字——"意"。"意"是什么意思呢？是一种完全抽象的高级心理活动。

郭玉接着说："腠理至微，随气用巧。"意思是中医看待疾病要通过病人的肉体，深入、细致到最细微的层次——腠和理。

什么是"腠和理"？腠是细胞和细胞的间隙，理是皮肤的纹理。腠比理小。

我们的皮肤是能呼吸、能透气的，如果你不信，可以穿一件里面包着塑料布的保暖内衣试试，也可以在夏天裹一层雨衣，然后走两步试试，尽管你的嘴和鼻子都露在外面，你还是会觉得很憋闷。

郭玉回答："腠理一般肉眼不可见，但微观层面上我知道它是存在的，这就需要医者有高级的心理意念、觉悟。所以，我虽然用的是针、砭，但我能感到针尖、砭石下的那层气感。"

我们教学生，要寻求那种如鱼吞饵的得气感，还要感觉到带的是邪气还是正常的谷气。

（2）医生治病，高下在毫芒之间

有人可能会说："那你告诉我。"其实，告诉你没用，这是手下的一种感觉。郭玉说："我们是根据气感来决定、调整针尖的方向，扎针的深度，捻转的程度，还有抽插的频率，迎随补泻。所以，不论是用针，还是用砭石——"针石之间，毫芒即乖"。

"毫芒"是什么？毫是针尖。芒是什么呢？稻子、麦子长熟以后，种子外面包裹着一层壳，壳上面伸出一个尖刺，这就是芒。我们小时候都玩过这个东西，有时候把刺放在胳膊上，再放点儿水，胳膊蠕动一下，刺能钻到胳膊里。

什么是"毫芒"？就是差之毫厘，谬以千里，形容的是差一点点。

我扎针的时候，总是跟学生强调稳、准、狠。

稳指心态要稳，准说的就是毫芒。最早我的几位老师，比如周稳丰老师、苏有余老师教我点穴的时候，就给我演示什么是差一点儿——摸这一点，然后离开一个指甲的宽度，痛感就不在了。所以，"毫芒即乖"说的就是差一点儿就错了。也就是说，你要是没得气，或者没扎到那个点上，这个病就治不了。

因此，中医治病需要用心、用神。

4."鸳鸯绣出从君看，莫把金针度与人"：名医看病是一个得心应手的过程

"'神存于心手之际，可得解而不可得言也。夫贵者处尊高以临臣，臣怀怖慑以承之。'"

（1）内心的感应，就在自己的手上

郭玉说："神存于心手之际。"有一个成语叫"得心应手"，说的就是内心的意念、内心的感应在自己的手上，所以叫"心手之际"。

可得解而不可得言也。

故，你让我说这个医疗的过程就是这样的，就是一个得心应手的过程。既然这样，医生的心神是否稳定、舒畅，是否感到了恐怖、震慑、威胁，都会影响他技术水平的发挥。

有句诗叫"鸳鸯绣出从君看，莫把金针度与人"，讲的就是以前做刺绣的绣工、织娘，她们可以绣出很好的锦绣给你看，但怎么绣的没法传你，

不是她不传，而是传不了。雕玉的人、画画的人、写字的人……都是"神存于心手之际"，心和神是相通的。

郭玉先铺垫了氛围，接着就开始解释："夫贵者处尊高以临臣。"意思是那些有钱有势的达官贵人，他们处在一个居高临下的位置，气场比我强大。我给他们看病的时候，"臣怀怖慑以承之"——我是一个普通人，你看我"仁爱不矜"，总跟"贫贱厮养"的人一起混，就知道我的气场不强大、格局不高，所以，我伺候不了这帮气场强大的达官贵人。

其实，淳于意当年也是这样的。关于气场，我是深有感觉的，医生能治什么样的病，是有限度的。

曾经，我还没跟梁冬做《重新发现中医太美之黄帝内经》节目之前，2008年年初的时候（我们做节目是在2008年12月），在北京办了一个发布会，主办方请了一些部长，还有一些专家学者。有一个人讲完话以后，梁冬作为主持人说："徐老师，你上来讲两句。"让我上去，我就上去了。当时我觉得嗓子被人捏住了，说不出话，因为我觉得那种场合，自己的气场压不住底下的人。所以，气场是存在的。

（2）心怀"恐""怖""慑"的医生很难给人看病

如果医生"怀怖慑以承之"，就很难看病。

怖是什么意思？人们经常说恐和怖，恐（𢝔）的上面是"巩"（𢀱），"巩"的繁体字是"鞏"，底下是"革"（革），就是拿牛皮绳勒的意思。所以，恐是心头一紧，心到嗓子眼的感觉。怖是一种酥麻、战栗传到全身的感觉。恐和怖经常连在一起用。

人们还经常说威慑，比如有人拿枪顶着你的头，或者你的头顶悬着一把达摩克利斯剑，对方引而不发，既不打你，也不骂你，但他的劲摆在那里，让你感到预期性的焦虑或焦忧，这就是威慑。

慑有可能让人一动不动，所以叫"怖慑以承之"。

5. 自古治病有四大难

"'其为疗也，有四难焉：自用意而不任臣，一难也；将身不谨，二难也；骨节不强，不能使药，三难也；好逸恶劳，四难也。'"

郭玉说："其为疗也，有四难焉。"意思是他治病有四点难处。

说到这里，我就想起扁鹊学派传承下来的"六不治"——"骄恣不论于理，一不治也；轻身重财，二不治也；衣食不能适，三不治也；阴阳并，藏气不定，四不治也；形羸不能服药，五不治也；信巫不信医，六不治也。"

郭玉治病的难处是哪四点呢？

（1）第一难：不尊重和信任医生的人不好治

自用意而不任臣，一难也。

这句话是什么意思呢？既然你的气场比我强大，那你的主意就比我多，而且你处于尊贵的地位，迎合你的人也多，给你出主意的人更多。我这么一个小医生，又怀着怖慑之心，颤颤巍巍地跟你说话，你可能不会听。

这就叫"自用意而不任臣"，"不任臣"就是不信任，不拿郭玉的话去承接、主宰这件事。

再说一下"羸服变处"这件事，汉和帝安排郭玉以前治不好的人换一身破烂衣服再去找他看病，郭玉就给治好了——"一针即差"，这说明了什么问题？

站在郭玉的角度来讲，汉和帝安排一男一女在一个帷帐里，各伸出一只胳膊让郭玉号脉，郭玉都能分出来，"左阳右阴，脉有男女，状若异人"，何况是一个大活人走到他的面前。这就说明还有一种可能性，他以前治过这个人，但没治好。

那为什么后来治好了？因为郭玉通过望闻问切，足以看出这个人不是"贫贱厮养"的人，而是改头换面换了装束的人。你想一个养尊处优的人，他的手、皮肤、表情、动作、眼神、举止……怎么可能跟底层的人一样呢？

普通人都能看出来，更何况是一个"久经沙场"、阅人无数的医生。所以，这里揭示了一个问题——医生看病，要的是病人合作的态度。

其实，一个养尊处优的病人愿意换一身破烂的衣服，然后"变处"，原来是吆三喝四的："来来来，叫郭大夫到我们家出个诊。"这就是居高临下、颐指气使；现在，可能就是自己去郭大夫的门诊看病。

"羸服变处"体现了病人对医生的态度——愿意放下架子看病，而郭玉要的就是这个东西。病人这样做，医生和病人的气场特别容易产生共鸣、共振，就会取得一种令人惊奇的效果。

延伸阅读 | 自然界有两大神奇现象：聚精会神、共振

关于共振，我个人认为这是一种神奇的现象。原来我上学的时候不理解，一支军队齐步走，如果走到桥上，一定要变成自然走步，否则走几步桥就塌了。所以，共振的效果很神奇。

我个人认为，自然界有两个效果比较神奇，一个是用凸透镜凝聚太阳光，可以把东西点着，这是聚精会神的效果；另一个就是共振的效果，其实这就是一种感应的效果。

什么叫"感应"？中医给病人扎针、艾灸的时候，其实就是医患的两个气场——首先是感应，然后出现共振。当然，前提是医生必须健康。

艾灸的时候，共振的情况特别明显。

我接触艾灸将近二十年了，在美国的时候用针多，几乎没有

用过艾灸，但我一直对艾灸保持一种高度的好奇。我接触了艾灸以后，一直问艾灸老师："艾灸跟烤肉有什么区别？"如果没有区别，那就在肚子上放一个盒，里面放着艾条烤着呗。结果，很多人把肚皮都烤花了；还有的人烤出了泡，有的人就挤出泡里的水，留了疤，说这是灸花；还有的人很残忍，直接放在身上点着了。

后来，我接触到无为灸后，就知道这是我想要的。为什么？无为灸的要求是人对人，做艾灸的大夫必须专注，而且必须练过功。这时艾条已经不是烤热的东西，而是能量传导的媒介——医生的气可以通过艾条的燃烧产生一种气场，他会把这种气放大，相当于把 Wi-Fi 的信号加强，然后引动患者身上的正气，把邪气排出来。所以，这时特别需要患者的配合。

艾灸时，我发现有的患者看着手机、聊着天，甚至打电话谈着股票的事。我告诉你，这叫烤肉。

当我接受"厚朴中医"的毕业生给我做艾灸时，我就觉得，当自己沉沉睡去的时候，当自己专心致志地配合医生治疗的时候，那种热向体内渗透的气感特别强。

一旦我分心或医生分心，最明显的是医生一分心，同样的位置、同样的艾条，马上我就会觉得烫，就不是那个劲了。

如果我分心了，比如接电话，给我做艾灸的学生就会说："老师你怎么可以分心接电话？你不是教我们要专心吗？"他也会有感觉。

中医讲的这种东西，有时会被人觉得矫情或莫名其妙、虚空玄幻，其实不是这样的，这是感应！

延伸阅读 | 最怕的就是病人跟医生反着来

楚汉争霸的时候，有一个人叫张良，他是历史上我最佩服的一个人。张良的后辈子孙张道陵创建了道教。

当时张良求学的时候碰到了一个老头儿叫黄石公，黄石公故意把自个儿的鞋掉到桥底下，让张良去捡。张良是韩国的公子，作为一位贵族公子哥，他怎么能去捡鞋呢？但他就去捡了，而且捡了以后还给老头儿穿上了。

你说老头儿自个儿不能捡吗？自个儿不能穿吗？其实，黄石公要的就是张良的态度。

很多位高权重的病人来找医生看病，那种谦恭的态度会给医生信任和鼓励——第一，让医生没有拘束；第二，感到一种温暖。这样的配合，治病的效果特别好。

有的病人咋咋呼呼的，搞得医生也紧张兮兮的。有一次，一位大哥慕名而来找我看病，底下的马仔都咋咋呼呼的。

我这个人三教九流的人都见过，当时我也不客气，直接跟这个老大说："如果你底下的人这么做事，他们是在害你。"你把医生吓成那样，他怎么给你看病？

医生看病要的是气场。病人不添乱，这就是好的气场，最怕的就是病人跟医生反着来。

有一个抢救溺水之人的故事。溺水的人有一个特点——乱抓，你去救他的时候，他会乱扑腾，有可能把你也拖进水里。所以，有救生经验的人碰到这种情况会先躲，在躲的空隙上去一拳把他打晕，再把他救上岸。也就是说，我宁可你什么也不干，甚至晕过去，也不希望你瞎折腾捣乱。

其实，我们在临床上碰到的这种人太多了，虽然有的病人还可以，但家属会捣乱。

我总是习惯性地透过物质看背后的气，所以，我能感觉到捣乱的家属背后带来的那干扰的力量。有的家属是烦，有的家属是闹，有的家属是不停地催："我们家人的病什么时候能好？""我们家人怎么治疗这么长时间没有效果？""怎么越治越坏？"……

因此，"羸服变处"这件事，不是说病人非得照这么做，而是说不要做一些伤害医生，进而伤害自己的事。我个人认为，有这种心理的人，本身就一团和气，也会少得病；就算是得了病，有这种态度也能好。

这种观点，有的患者是先听了我和梁冬对话《黄帝内经》以后，比较认同。对此，我很感动。

之前，马未都先生介绍他的一个好朋友来我这里看病。我说："马老师，您和您的家人我管，您的朋友太多了，我顾不过来。"

马未都先生说："不！这是我特别好的一个朋友，三十多年的交情。"

我说："他肯定病得不轻吧？"

马未都先生说："确实不轻。"

我说："为什么找我？"

他说："人家特别认同你的理论，你的书他都看了，而且还认为你要是出手，就算好不了也死而无憾。"

后来，这位老先生来找我看病，确实病得比较重。但经过我的治疗后，第二天家属就反馈："非常感谢徐老师，他自打发病这么多年来，第一次睡了一个整觉。"我能感到病人的眼神信任我，家属的眼神也是和善的，而不是那种怀疑、猜忌、阴毒的感觉。

因此，病人和医生合一是最好的。我觉得所谓的高级、所谓的贵族都是在精神层面、价值观层面的高度契合。如果贵人碰上贱人或贱人碰上贵人，价值观发生冲突，很多事情就摆不平。

"自用意而不任臣"是说，不管你是多大的官，事业上有多成功，在看病这个领域，还是要信任医生。现在就是资源太多，各种说法太多，位高权重的人可选择的方法也太多，所以很难信任一个人。其实，我们考试做选择题也是一样的，如果你都选 A，至少能得二十五分；如果你每道题都瞎选，得分的概率更小。

医生得不到尊重和信任，这是第一难。

（2）第二难：生活起居没有规律、欲望没有节制的人不好治

将身不谨，二难也。

自己的生活起居没有规律、欲望没有节制，这是一种很委婉的说法。就像有人给领导提意见，一定要委婉，唯一能提的意见就是："领导，一定要注意身体，不能太辛苦，不然对革命工作是一种损失。"

"将身不谨"的现象到现在还存在。

"谨"是细致、小心的意思。这句话是说，做人首先要贵生惜命，把身体当成宝贝一样对它好，不能让它磕了碰了弄坏。就像你喜欢自己的车、手表，才会去保养，换句话说，如果你不喜欢自己的身体，当然会作践自己。

对达官贵人来说，"将身不谨"就是放纵，比如食欲的放纵、喝酒的放纵、性欲的放纵……而且他们有这条件。

所以我说，少年得志不是好事，就是因为他们正处在精充血足的时候，有机会放纵自己，最后可能把自己搞坏了；如果少年不得志，在精血足的时候还得压着、憋着，但总比漏出去好。

总之，如果患者"将身不谨"，那医生真没办法。医生让你忌房事、戒酒、别吃水果、别喝牛奶、别喝冷饮，结果你当成耳边风。这是"二难也"。

（3）第三难：达官贵人不多，但得"达官贵人病"的人却很多

骨节不强，不能使药，三难也。

人有两个极端，一个是过度消耗，另一个是过度不消耗。什么意思？如果你总是飙车，过度使用车，车会很快磨损，甚至被搞坏；如果你因为珍惜车，就把车放在车库里，这样车反而会坏得更快。器官也是一样，如果你不用，会导致器官功能退化。有个成语叫"用进废退"，说的就是这个道理。

达官贵人或有钱人有一个特点——吃得太好，吃得太甜，容易伤到自己的肾。肾主骨、生髓，骨节还有筋，筋的作用是保持、固定的。所以说某人"骨节不强"，也就是他身体储备的肾精不足。

这时，医生给他行针用药，会发现他的身体是囊的。现在的人熬夜、喝各种兴奋的饮料，怎么过瘾怎么来。其实，透支的就是肾精。

现在，普通人也开始"骨节不强"了。比如，很多地方的幼儿园、小学、中学都把一些体育设施撤掉了，为什么？因为现在很多孩子玩这些体育设施会骨折，甚至还有很多年纪轻轻的人跑步锻炼时摔了一跤就会骨折，等等。

为什么现在医疗、营养条件这么好，还会出现这些情况？原因就是果糖摄入，比如碳酸饮料等的摄入过度了。

我们现在面临的问题和两千年前的只有一点区别——以前达官贵人不多，得"达官贵人病"的人也不多；现在达官贵人不多，但得"达官贵人病"的人却越来越多。

医生碰到这种"骨节不强"的病人，有些药病人就经受不起，尤其是一些有毒的药，或者作用比较强烈的药，因为病人的身体太弱了。

比如，有人说麻黄汤是"虎狼药"；有人说小柴胡汤中的柴胡耗肝阴、劫肝血，不能用。《红楼梦》里的王太医给林黛玉开小柴胡汤调理身子，贾琏看过处方说："能用柴胡吗？"

王太医赶紧说："用鳖血拌后入药。"你给病人用麻黄汤试试，不能用。

为什么？因为病人"骨节不强"，肾精储备不够。他们服用麻黄汤就会大量出汗、心悸，没准儿还会诱发房颤。至于劳苦大众就好办了，他们结实，所以好治。

中国有一位知名中医李可先生（老人家已经故去），一生坎坷，他一直用传统中医的方法治病救人。

老先生在山西灵石县中医院抢救过大量危重病人，以至于县里的急诊都在中医院。老先生用药有一个特点，给城市里养尊处优、整天暗耗精血的人，和给那些日出而作，日落而息，动脑子不多，动体力多的人治病，思路完全不一样。

（4）第四难：好逸恶劳的人不好治

好逸恶劳，四难也。

华佗说："人体欲得劳动，但不当使极尔。"你必须动，动就是"流水不腐，户枢不蠹"。

你经常动，气血才能运行，这是最起码的道理。现在，人们要不就不动，要不就大动。有的人歇得都快锈住了，突然蹦起来跑马拉松，跑不了全马就跑半马。总之，走极端是不对的，应该细水长流。

关于逸，我是深有体会的。我告诉你：歇久了，啥也不想干了，人就是这样的。

因此，我个人认为，人就是贱命、劳碌命，必须在不透支的情况下干点儿事。

以前，你去奔跑、狩猎，打到猎物后，就把它煮一煮或烤一烤吃掉，都能消化得了，这是老天匹配给你的；现在，都是别人替你打猎，替你养猪、杀猪、炖猪肉，做好后放你面前，你吃了以后消化不了，就会弄一身病。

王东岳老师说过，地球上的生物都是以吃不饱为前提设计出来的。人吃得太饱，肯定会得病。

6. 为什么达官贵人的病不好治

"'针有分寸，时有破漏，重以恐惧之心，加以裁慎之志，臣意且犹不尽，何有于病哉？此其所为不愈也。'帝善其对。年老卒官"

（1）为什么治病时，有些医生首先想到的是不担责任

"针有分寸"讲的是空间概念。比如，中医取穴先要定位，我们在针灸图上看到的是一个点，其实，对活人来讲，那张图是标准的、不存在的经络图像。

事实上，经络、穴位都是会变的。而且穴位不是一个点，点是一个点的概念，点变成线是二维概念，穴位是空间的三维概念。所以，中医扎针有深有浅，有方向。

什么是"时有破漏"？"破漏"讲的是一种计时的方法。中医扎针的时候一定要观察太阳、月亮、季节，要考虑时间、空间。

"重以恐惧之心"，之前已经讲了"恐"。"惧"是什么？"惧"（懼）的繁体字是"懼"，右上方是两个"目"（目），所以，它是小鸟瞪大眼睛的状态。

"加以裁慎之志"，中医给达官贵人看病的时候，第一反应不是怎么把他治好，更别说为了治好病甚至冒点儿风险，一般第一个反应是别出错，别让人挑出毛病。

看一下清宫的各种医案，比如光绪皇帝从小到大遗精，我看了那些给他治病的医案，没有任何效果，但也挑不出任何毛病。看来，那时的医生已经不是治病了，而是怎么不担责任。

"臣意且犹不尽，何有于病哉？"对于这种情况，我也是意犹未尽。什么是意犹未尽？我自个儿都觉得这事做得不地道，心里都过意不去，但没办法，你给我施加这种压力，我处的这种环境、氛围，逼我只能那么

去做。

总之，这个病这么治，只能说能保全医生，但对治疗疾病没任何好处。

因此，郭玉说："这些达官贵人的病好不了，不是我的医术不行，而是上面存在的几个原因。"——"此其所为不愈也。"

（2）在古代做一个大医，不仅要有仁爱之心，还能基本上做到见人说人话，见鬼说鬼话

我觉得，郭玉首先是一个很好的医生，他做事的发心都是深怀仁爱的，而且基本上还能做到见人说人话，见鬼说鬼话。

从郭玉应对皇帝的几件事来看，这个人是很有智慧的。

我们学过扁鹊的故事，还有姜殳（shū）的故事。姜殳懂医术，也有本事，但为人处世、言谈举止有点儿问题，所以最终给自己招来了灾祸。而郭玉这个人，能力水平很强，还有仁爱之心，而且谈吐有节制、有分寸。

结果，"帝善其对"——汉和帝说："我对你的回答还是很满意的。"

为什么汉和帝一开始是气势汹汹地"诘问其状"，后来变了态度呢？就是听了郭玉的回答后觉得有道理。

"年老卒官"，郭玉是得以善终的，因为他是在自己的官任上去世的。

古时学中医的人，一般都懂得善待自己、善待别人，保养得比较好，比如华佗"年且百岁而貌有壮容"——将近一百岁了，看上去跟中年人似的。

如果你没见到这样的老师，都不敢相信这种人真的存在。我见过的米晶子张至顺老道长享年一百〇四岁，看起来跟六七十岁似的。黄剑给他拍过一组照片，每年看照片都感觉老道长的相貌没有变化。

郭玉"年老卒官"，算是善终。但我心里也有一个遗憾，郭玉和汉和帝处得挺好，而且他的医术水平这么高，汉和帝到底得了什么病二十七岁就"挂"了。如果汉和帝再多活两年，估计他建立的功绩比汉武帝还大。

《三国志·华佗传》篇

第十四章

华佗是谁

如果不是正史记载，谁敢相信中医两千年前就有
很好的外科手术，有麻醉、切割、缝合，还有促
进伤口愈合的膏药。

【经文】

华佗字元化，沛国谯人也，一名旉。游学徐土，兼通数经。沛相陈珪举孝廉，太尉黄琬辟，皆不就。晓养性之术，时人以为年且百岁而貌有壮容。

又精方药，其疗疾，合汤不过数种，心解分剂，不复称量，煮熟便饮，语其节度，舍去辄愈。若当灸，不过一两处，每处不过七八壮，病亦应除。若当针，亦不过一两处，下针言『当引某许，若至，语人』。病者言『已到』，应便拔针，病亦行差。

若病结积在内，针药所不能及，当须刳割者，便饮其麻沸散，须臾便如醉死无所知，因破取。病若在肠中，便断肠湔洗，缝腹膏摩，四五日差，不痛，人亦不自寤，一月之间，即平复矣。

1.《三国志》说什么

《华佗传》选自前四史（《史记》《汉书》《后汉书》《三国志》）之一的《三国志》。

《三国志》记载了东汉末年黄巾起义到西晋一统天下以后九十五年的历史，跟《史记》《汉书》相比，有些简陋。因为当时三国分治天下，各国各有自己的记述，而且西晋统一全国以后，以西晋历史为正统，对曹魏、东吴、蜀汉历史的描述都有一些限制。混乱时大家都自立为王，但到了记录历史的时候，又不能称他们为王，只能尊魏为正统。所以，《三国志》的内容、体例就有一些缺陷。

《三国志》的作者叫陈寿，他在蜀汉时期做官；蜀汉灭亡后，当时三十一岁的他被征召到洛阳，去了西晋做官。

其实，《三国志》是陈寿个人修史，最后被官家请来录用的。

陈寿去世的时候是六十五岁。

由于陈寿生活在蜀汉，他对当时蜀国的政治、经济、文化都有很深刻的了解。到西晋做官以后，他又接触了《吴书》和《魏书》，所以，他是在前人积累的基础上，写了《三国志》。

就《华佗传》而言，华佗生活在东汉末年，跟曹操是同一个时代，

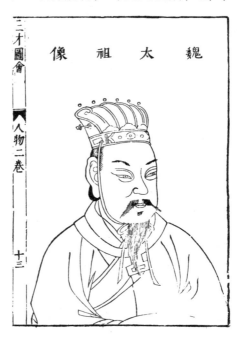

《三才图会》中的魏太祖像

离陈寿生活的时间并不远。所以，书中记载了很多华佗的故事，史料是真实可信的。

其实，在《后汉书》里也有《华佗传》。《后汉书》是东晋灭亡以后的南朝宋一个叫范晔的文人写的，成书比《三国志》晚，因此，《后汉书》里记载的《华佗传》是基于《三国志》完成的。

2. 华佗的名字有什么由来

"华佗字元化，沛国谯人也，一名旉"

我们看一下《华佗传》的主要内容。

华佗字元化，沛国谯（qiáo）人也，一名旉（fū）。

这句是对华佗的介绍。

前面，我们在《郭玉传》中一开始就说了郭玉是哪里的人，但没说他的字和号，而《华佗传》里介绍了华佗的字和号。

"佗"（㐌）的本义是背负，背上担负着一些东西。

熟悉历史的人都知道，古人的名和字是分开的，你的名是爹妈取的，等你成年以后，可以基于名做一个延伸、演绎，给自己取一个字，表达一下自个儿成人以后独立的志向。比如，刘备，字玄德；张飞，字德；关羽，字云长；诸葛亮，字孔明，等等，他们的名和字都是相关联的。

"华佗字元化"是什么意思呢？

"元化"就是玄化，玄就是元，元就是零——这就是易初始素的演化过程。

《道德经》里有一句话叫"万物负阴而抱阳，冲气以为和"，讲的就是万物最早的阶段——万物面对太阳，背对北方，坐北朝南，产生的一种冲虚之气。

这就是华佗名字的由来。以此来看，华佗或华佗的父母都受道家思想的影响。

"一名旉"的"旉"是茂盛的意思，跟"元化"也有直接关系。

3. 华佗和曹操是老乡，都是安徽亳州人

华佗是"沛国谯人也"。沛国是东汉划分的一个行政地域，有公国和侯国，相当于现在划分的华北地区、西南地区，但并不存在地区的行政长官。

说到这里，我要强调一下沛国和沛县是两个概念，真正的沛国在安徽的北部和河南的南部，管辖几十个县；沛县是刘邦起家的地方，在江苏。

"谯"是现在安徽的亳（bó）州。这里埋下了一个伏笔，就是曹操的老家也在谯，属于豫州。所以，华佗和曹操是老乡，"老乡见老乡，两眼泪汪汪""亲不亲，故乡人""君家何处住，妾住在横塘。停船暂借问，或恐是同乡"。

在古代，交通不发达，人们颠沛流离的时候，说起老乡都很亲。所以，这个伏笔就是，这么亲、这么近邻的人，最后却死在了老乡的手里。

民国的时候，有一帮留学回来的"中医黑"愣说华佗是印度人，还拿出了有理有据的考证。这些人都是屁股决定脑袋，为了自己早日能扬名立万，就把自己的祖先说得一无是处，要废除汉字、废除中医。试想，连华佗都能成外国人，那我们是什么？

4. 明明可以做官走仕途，但华佗只想治病救人

"游学涂土，兼通数经。沛相陈珪举孝廉，太尉黄琬辟，皆不就"

华佗生在安徽北部，但他在徐土游学——江苏徐州（徐姓源自嬴姓，跟秦始皇是一个姓，封在徐国——现在的徐州，于是就出现了徐家）。

在西汉和东汉时期，人们开始讲儒学，儒家经典被称为经。所以，"兼通数经"就不是兼通一门学问，而是通晓诸子百家。从后来华佗的事迹和行为来看，他"兼通数经"里的"经"就有《黄帝内经》。为什么这么说？这是有根据的，因为在三申道长记述《玄隐遗密》的传承谱系里，就有华佗。

沛相陈珪举孝廉，太尉黄琬辟，皆不就。

其实，选拔文官的制度就是科举制。科举制起于隋朝，兴于唐宋，后来明清也沿袭了这种选拔文官的制度，这是一个伟大的创举。首先，它打破了阶层固化，比如在魏晋时期，一个门阀大家族就垄断了所有的资源——做官的资源、求学的资源，等等，当时选拔和任用官吏都是门阀制度，到了隋唐就改成了科举制度。从此，那些出身卑微贫寒的人，有机会通过科举做官，进入上流社会，进入官僚阶层，能很好地缓和一些阶级矛盾。

在西汉和东汉时期，选官制度是举孝廉——通过考察你的道德品质，来判定你这个人怎么样。

这种制度下就非常容易出伪君子，最典型的就是西汉末年的王莽——"周公恐惧流言日，王莽谦恭未篡时。向使当初身便死，一生真伪复谁知？"他装得很厉害，而且很多人容易把这些假做到极致。

特别是接受道家思想影响的华佗，对这些都不太感冒。所以，当时有很多高官举荐他入仕途，他都不去——"皆不就"。

5. 将近一百岁的华佗看上去就是壮年，而且治病"效如桴鼓"

"晓养性之术，时人以为年且百岁而貌有壮容。又精方药，其疗疾，合汤不过数种，心解分剂，不复称量，煮熟便饮，语其节度，舍去辄愈"

在当时，华佗是"晓养性之术，时人以为年且百岁而貌有壮容"的。

"晓养性之术"，就是懂得道家的养生方法。《汉书·艺文志·方技略》里就讲到了医经、经方、房中、神仙，都是养性的学问。

其实，中医的学问并不只是治病的学问。中医的学问是人学，修好了就叫"仙学"。所以，华佗虽然将近一百岁，但面貌有壮容，根本不显老——"壮"就是壮年，四五十岁的样子。

除了把自己保养得很年轻，华佗还"精方药"——精通方剂之术，精通用药、处方。

其疗疾，合汤不过数种，心解分剂，不复称量，煮熟便饮，语其节度，舍去辄愈。

这是华佗治病的整个过程。他用药不是鸟枪打鸟，一下轰出去几十发子弹，他用的药就那么几种，而且剂量不大。

心解分剂，不复称量。

什么叫"心解分剂"呢？中医治病叫抓药，就有一种模糊的感觉。有人认为你得精确到克，精确到厘、毫。其实，治病的大方向正确了，那点儿小的差距可以忽略。

中国人是貌似模糊的精确。我们经常说外国人学中国人做饭要疯掉，因为他们不知道到底用盐少许中的"少许"是多少，"少许"就是不一定。

为什么？比如，今天来吃饭的是干活的人，因为他们劳力卖得多，会出汗，所以得多放点儿盐；如果今天天气炎热，人们出汗了，盐也得多放；反过来，如果今天人们没出汗，就得少放盐。

因此，"少许"除了有不一定的意思，还有其他更多的参数。

为什么菜谱上对克数的掌握，都在于"心手之际"？"毫芒即乖"，是厨师经过长期训练的感应，在这种大环境下，已经养成了一种素养和习惯，知道在什么情况下多放、少放。

总之，华佗做到了心手合———"心解分剂，不复称量"，手一抓就到位。然后"煮熟便饮"——告诉你煎煮的方法。再"语其节度"，"节度"就是怎么喝——一日三次、"半日许令三服尽"、日二夜一、顿服（马上全喝了）等喝法。

舍去辄愈。

其实，华佗是掌握了《汤液经法》的，他说的这些事，用的这些方法，都是《汤液经法》的传承。所以，等他走了，病人喝了药后病就好了，相当于"覆杯则卧"或者"效如桴（fú，鼓槌）鼓"。

6. 华佗给人做的艾灸叫直接灸

"若当灸，不过一两处，每处不过七八壮，病亦应除"

华佗还会艾灸，他给人做艾灸，跟我们现在学的艾灸不一样，他做的叫"壮"——直接放在皮上点着一个小艾柱。

我们现在是悬灸——让艾条离开身体，用它的热量产生一种气场的感应、一种吸力来治病。而他选的穴位就一两个，每次灸七八壮，病就好了。

7. 中医两千年前就有很好的外科手术

"若当针，亦不过一两处，下针言'当引某许，若至，语人'。病者言'已到'，应便拔针，病亦行差。若病结积在内，针药所不能及，当须刳割者，便饮其麻沸散，须臾便如醉死无所知，因破取。病若在肠中，便断肠湔洗，缝腹膏摩，四五日差，不痛，人亦不自寤，一月之间，即平复矣。"

华佗还会扎针。

若当针，亦不过一两处，下针言"当引某许，若至，语人"。

这句话是什么意思？这就是讲扎针得气。华佗治病时选的穴位很精准，也就一两个，不像我们现在跟插秧似的插那么多针。华佗下针以后，就直接告诉病人针会穿到哪里，如果病人感觉到了，就告诉他——病人的体验和医生手下的感觉是相呼应的。

华佗为什么跟病人这么说？就是为了产生一种和谐共鸣的效果，病人会因此产生强烈的信任感，进而达到最好的效果。

抓药、艾灸、扎针，这都是华佗的拿手好戏。

病人"言'已到'，应便拔针，病亦行差"。意思是病人说到了，然后气至了——我们说邪气出、谷气至，这时把针一拔，病就好了。

以前，古人扎针叫快针，现代人都是留针，因为现代人的气比较虚，不像古人那么纯正，因此需要留针。我们在给患者扎针的时候，好多人留针的时间短了还不高兴。

若病结积在内，针药所不能及，当须刳割者。

华佗治病从这里就开始神奇了，有些病人的肚子里长了肿瘤、结块，扎针、吃药都不行，必须进行外科手术。结果，"便饮其麻沸散"，这是麻沸散第一次出现，是华佗自己配的麻醉药。

麻沸散是一种打成粉末的散剂，必须用酒泡着喝，病人喝进以后"须臾便如醉死"——一会儿就醉过去了，跟死人一样没有意识；"无所知"，就是没有感觉、没有知觉。然后华佗就剖开病人的肚子做手术。

病若在肠中，便断肠湔洗，缝腹膏摩，四五日差，不痛。

《史记·扁鹊仓公列传》中记载了俞跗做手术，这门技术到华佗这里没有失传。反正华佗是该切的切、该缝的缝，缝完以后，在伤口敷上药膏促进愈合，四五日就好了，而且整个过程没有痛苦。

然后，"人亦不自寤"，"寤"是醒来的意思。"寤寐思服"中的"寐"是睡着，"寤"是醒来的意思。人没有任何痛苦，一夜之间伤口就长好了，平复了。

实际上，如果不是正史记载，谁敢相信中医两千年前就有很好的外科手术，有麻醉、切割、缝合，还有促进伤口愈合的膏药。

第十五章

华佗治病究竟有多神奇

人病得严重以后，有两个特点：第一，"不耐痛痒"，就是恨病吃药，觉得病太讨厌了，哪怕是吃毒药把自己弄死，也要把病干掉，有点儿同归于尽的想法；第二，对病的好奇心大于对治愈疾病的求生欲望，也就是求知欲超过了求生欲。

故甘陵相夫人有娠六月，腹痛不安，佗视脉，曰：『胎已死矣。』使人手摸知所在，在左则男，在右则女。人云『在左』，于是为汤下之，果下男形，即愈。

县吏尹世苦四支烦，口中干，不欲闻人声，小便不利。佗曰：『试作热食，得汗则愈；不汗，后三日死。』即作热食而不汗出，佗曰：『藏气已绝于内，当啼泣而绝。』果如佗言。

府吏儿寻、李延共止，俱头痛身热，所苦正同。佗曰：『寻当下之，延当发汗。』或难其异，佗曰：『寻外实，延内实，故治之宜殊。』即各与药，明旦并起。

盐渎严昕与数人共候佗，适至，佗谓昕曰：『君身中佳否？』昕曰：『自如常。』佗曰：『君有急病见于面，莫多饮酒。』坐毕归，行数里，昕卒头眩堕车，人扶将还，载归家，中宿死。

故督邮顿子献得病已差，诣佗视脉，曰：「尚虚，未得复，勿为劳事，御内即死。临死，当吐舌数寸。」其妻闻其病除，从百余里来省之，止宿交接，中间三日发病，一如佗言。

督邮徐毅得病，佗往省之。毅谓佗曰：「昨使医曹吏刘租针胃管讫，便苦咳嗽，欲卧不安。」佗曰：「刺不得胃管，误中肝也，食当日减，五日不救。」遂如佗言。

东阳陈叔山小男二岁得疾，下利常先啼，日以羸困。问佗，佗曰：「其母怀躯，阳气内养，乳中虚冷，儿得母寒，故令不时愈。」佗与四物女宛丸，十日即除。

彭城夫人夜之厕，虿螫其手，呻呼无赖。佗令温汤近热，渍手其中，卒可得寐，但旁人数为易汤，汤令暖之，其旦即愈。

军吏梅平得病，除名还家，家居广陵，未至二百里，止亲人舍。有顷，佗偶至主人许，主人令佗视平，佗谓平曰：「君早见我，可不至此。今疾已结，促去可得与家相见，五日卒。」应时归，如佗所刻。

佗行道，见一人病咽塞，嗜食而不得下，家人车载欲往就医。佗闻其呻吟，驻车往视，语之曰：『向来道边有卖饼家蒜齑大酢，从取三升饮之，病自当去。』即如佗言，立吐蛇一枚，悬车边，欲造佗。佗尚未还，小儿戏门前，逆见，自相谓曰：『似逢我公，车边病是也。』疾者前入坐，见佗北壁悬此蛇辈约以十数。

又有一郡守病，佗以为其人盛怒则差，乃多受其货而不加治，无何弃去，留书骂之。郡守果大怒，令人追捉杀佗。郡守子知之，属使勿逐。守瞋恚既甚，吐黑血数升而愈。

又有一士大夫不快，佗云：『君病深，当破腹取。然君寿亦不过十年，病不能杀君，忍病十岁，寿俱当尽，不足故自刳裂。』士大夫不耐痛痒，必欲除之。佗遂下手，所患寻差，十年竟死。

广陵太守陈登得病，胸中烦懑，面赤不食。佗脉之曰："府君胃中有虫数升，欲成内疽，食腥物所为也。"即作汤二升，先服一升，斯须尽服之。食顷，吐出三升许虫，赤头皆动，半身是生鱼脍也，所苦便愈。佗曰："此病后三期当发，遇良医乃可济救。"依期果发动，时佗不在，如言而死。

太祖闻而召佗，佗常在左右。太祖苦头风，每发，心乱目眩，佗针鬲，随手而差。

李将军妻病甚，呼佗视脉。曰："伤娠而胎不去。"将军言："闻实伤娠，胎已去矣。"佗曰："案脉，胎未去也。"将军以为不然。佗舍去，妇稍小差。百余日复动，更呼佗，佗曰："此脉故事有胎。前当生两儿，一儿先出，血出甚多，后儿不及生。母不自觉，旁人亦不寤，不复迎，遂不得生。胎死，血脉不复归，必燥著母脊，故使多脊痛。今当与汤，并针一处，此死胎必出。"汤针既加，妇痛急如欲生者。佗曰："此死胎久枯，不能自出，宜使人探之。"果得一死男，手足完具，色黑，长可尺所。

1. 华佗经过号脉可以发现孕脉、死脉

"故甘陵相夫人有娠六月，腹痛不安，佗视脉，曰：'胎已死矣。'使人手摸知所在，在左则男，在右则女。人云'在左'，于是为汤下之，果下男形，即愈"

陈寿在《三国志》里记载了很多华佗治疗的病例、验案，有点儿像仓公淳于意向汉文帝汇报他的医学政绩一样。

到底陈寿是怎么得到这些医案、验案的，我不得而知。但从记录的内容来看，非常专业，我相信肯定有一些汇报或传承。

我们看第一个病例。

故甘陵相夫人有娠六月，腹痛不安。

故甘陵相的夫人怀孕六个月了，突然有一天闹肚子，痛得不行，这个"不安"就是影响了心情。

"佗视脉"，华佗去号脉，号完以后说了一句话："胎已死矣。"意思是妊娠终止，胎儿已在腹中夭折了。

那时因为男女授受不亲，华佗看病就要"使人手摸知所在"——让人摸了一下夫人的肚子，看看硬块在哪儿。

在左则男，在右则女。

有人摸了后说："在左。"华佗就为病人配了汤剂下滞，当时，这样做需要很大的勇气——人怀孕了，然后你说胎儿死了，再用这种攻下的药。结果下来的包块果然是男形。然后，夫人的腹痛不安就好了。

这个医案确实比较震撼，但你要跟外行人讲它，他们要不怀疑，要不就攻击。实际上，有经验的中医经过号脉是可以发现孕脉和死脉的。

我在行医的过程中，碰到过很多例这样的情况。而且现在这种胎停育的问题，在临床上很多见。很多人怀孕到一定阶段以后，发现没有胎心，胚囊和胎芽都不发育，出现了先兆流产的症状，有的人就会出现严重的腹痛。

现在胎停育的发病率非常高，我治疗过有胎停育史的人，先疏通其任脉和冲脉，疏通后，我告诉病人可以尝试怀孕了，基本上不会再发生胎停育的问题。当然中间也碰到过几例，我说还没治好，但病人就意外怀上了。在这种情况下怀孕，很容易出现胎停育。

现代医学研究表明，甲状腺的问题、高龄妊娠的问题、糖尿病的问题都跟胎停育有关系。我们从中医的角度上，会给病人提出中医的观点和解决方案。

有一个类似的例子，我的一个学生带着他的夫人来看病，兴高采烈地说他们准备了多少年，现在老婆终于怀上了，而且怀了一个半月。我一号脉就说："这不是孕脉。"然后又仔细检查一遍说："这不是孕脉。"

他说："什么叫不是孕脉？"

我说："要么是没怀上，要么就是胎儿一定没了。"结果，这两口子很怀疑地走了，因为他的夫人以前有过一次胎停育的历史。第二天，他们去医院检查，果然胎停育了，于是做了手术，把胎囊给吸出来。后来经过将近两年的调养，他的夫人又怀孕了，我给她治疗、保胎，最后生了一个很健康的孩子。所以，华佗这件医案，在我们临床大夫来看，一点儿也不夸张。

2. 不安腿综合征，既是一种生理问题，也是一种心理问题

"县吏尹世苦四支烦，口中干，不欲闻人声，小便不利。佗曰：'试作热食，得汗则愈；不汗，后三日死。'即作热食而不汗出，佗曰：'藏气已绝于内，当啼泣而绝。'果如佗言"

这个病人的症状是"四支烦"，"烦"是手脚心发烫、手足无措。

现在，有种病叫"不安腿综合征"，就是躺着或坐着的时候，不知道腿往哪里放，这既是一种生理问题，也是一种心理问题。中医认为，病人出现这种症状是因为肾精透支，然后虚火在烧，口干，这都是津液不足的缘故。

而且"不欲闻人声"，这是强迫、焦虑一个重要的症状，病人愿意避户独处，不愿意听到人的声音，更不愿意闻到人的味，更不可能在人声嘈杂的地方待着。

最大的问题是"小便不利"，就是尿不出来，这是肾功能不全或尿毒症的早期症状。这个病怎么治呢？华佗说："试做热食，得汗则愈；不汗，后三日死。"就是吃碗热汤面，或者喝碗热粥，如果你能出汗，病就能好；如果你吃一碗热饭都出不了汗，就活不过三天。

结果，病人吃热食后不出汗，华佗说"藏气已绝于内，当啼泣而绝"，意思是病人的藏气已经被消耗完了，他会连哭带流泪地死掉，最后"果如佗言"——结果跟华佗说得一模一样。

看这个病例，我们是不是觉得跟淳于意的行文风格很像？因为他们都是一脉传承。

这个病，我个人认为，还是尿毒症的表现。现在当然可以缓解、维持，比如做透析，移植别人健康的肾脏（臟）；但在古代，基本上是不可能的。

3. 中医治病，即使症状一样，治疗方法也可能完全不同

"府吏儿寻、李延共止，俱头痛身热，所苦正同。佗曰：'寻当下之，延当发汗。'或难其异，佗曰：'寻外实，延内实，故治之宜殊。'即各与药，明旦并起"

这个病例是来了两个病人，症状都是头痛、发烧。"所苦正同"——两个人的症状都一样。

华佗检查完说："寻当下之，延当发汗。"两个病人的症状一样，但治疗方法不一样——一个病人用下法，让他赶紧通大便；另一个病人得发汗。事实上，如果你读过《伤寒论》条文的话，就知道华佗完全是这一脉的传承。

"或难其异"——有人刁难华佗："为什么病人的症状一样，你的治疗方法却不一样？"

华佗说："寻外实，延内实，故治之宜殊。"什么意思？"当之下"就是阳明腑实证，大肠堵了；"当发汗"是外实，是外感风寒束表。他们都是实证，但一个在内，一个在外，所以治法完全不一样。一个是太阳病，一个是阳明病，而且是阳明腑实病，不是阳明经的病——治疗阳明经的病是用白虎汤。

结果，"即各与药，明旦并起"。第二天，两个人的病全好了。

4. 华佗预诊的技术非常高

"盐渎严昕与数人共候佗，适至，佗谓昕曰：'君身中佳否？'昕曰：'自如常。'佗曰：'君有急病见于面，莫多饮酒。'坐毕归，行数里，昕卒头眩堕车，人扶将还，载归家，中宿死"

下一个病例是"盐渎严昕与数人共候佗"。等华佗来了，华佗问昕："君身中佳否？"——你的身体还好吧？

昕曰："自如常。"

昕说："没事，跟平时一样。"

佗曰："君有急病见于面，莫多饮酒。"

意思是你已经有疾病的征兆了，千万不要多喝酒。

坐毕归，行数里，昕卒头眩堕车。

看来昕是坐车的人，他在车上突然头眩（"眩"就是眼前发黑，看东西发晕），从车上掉了下来。

人扶将还，载归家，中宿死。

最后昕归家，当天晚上就死了。

这就是一个明确的预诊或预测。

5. 身体没有完全恢复的时候，不要劳力，特别不要做房事

"故督邮顿子献得病已差，诣佗视脉，曰：'尚虚，未得复，勿为劳事，御内即死。临死，当吐舌数寸。'其妻闻其病除，从百余里来省之，止宿交接，中间三日发病，一如佗言"

下一个病例是"故督邮顿子献得病已差，诣佗视脉"。这人得了病，已经好了，但碰见了华佗，就说："劳驾您帮我把个脉。"记住，这句话里说的"视脉"是很高级的。

华佗说："尚虚，未得复，勿为劳事，御内即死。临死，当吐舌数寸。"

看到这里，大家是不是又想起"酒且内""饱且内""怒且内"呢？这句话的意思是，病人的身体还虚，没有完全得到恢复，所以不要做劳力的事，特别不要做房事，那是最劳人的。如果你这样做，就会死得很惨，死相很难看——舌头吐得很长。

结果，病人的老婆"闻其病除"——听说他的病好了，"从百余里来省之，止宿交接"，久别胜新婚，病人的老婆来了后两个人干柴烈火。

最后，病人"中间三日发病，一如佗言"。意思是中间隔了三天就发病了，死的时候是吐着舌头的。

6. 五脏（臟）被肋骨包裹，就是不让它们受到外来的伤害

"督邮涂毅得病，佗往省之。毅谓佗曰：'昨使医曹吏刘租针胃管讫，便苦咳嗽，欲卧不安。'佗曰：'刺不得胃管，误中肝也，食当日减，五日不救。'遂如佗言"

下一个病例是"督邮涂毅得病，佗往省之"（张飞有个故事，把督邮徐毅绑在柱子上拿鞭子抽），徐毅得病了，华佗去探望他。

毅谓佗曰："昨使医曹吏刘租针胃管讫，便苦咳嗽，欲卧不安。"

徐毅跟华佗说："昨天有个医生叫刘租，他扎我的胃管，扎完后我就开始咳嗽，躺都躺不下来。"

佗曰："刺不得胃管，误中肝也，食当日减，五日不救。"

华佗说："那是因为他把你扎坏了，根本就没扎到你的胃，而是刺中了你的肝脏（臟）。肝脏（臟）在右胁下的位置，如果针扎在肝脏（臟），你肯定吃不下饭，过五天，你就活不了了。"最后，发生的事跟华佗说的一模一样。

我们中医扎针的时候，一般都选四肢的穴位，因为比较安全；腹部的穴位也相对安全；胸背的穴位是最不安全的，因为五脏（臟）被肋骨包裹，就是不让人体受到外来的伤害。如果医生碰上这种肝脾肿大的病人，扎腹部胃肠的穴位，很容易扎到肝和脾。古代的针比较粗，所以造成的伤害比较大。如果医生提插、捻转，对病人身体的伤害就更大了。

还有一种可能，医生扎针的时候，伤了病人的膈肌或造成了气胸，导致病人咳嗽。单纯扎到肝就把病人扎死了，这种可能性不大，为什么呢？现在病人做活检，经常会做肝穿刺，那么粗的一根针扎进去，还取点儿组

织出来，人会死吗？

因此，文中记录的用实心的针给病人扎针，就把人扎死了，我觉得不大可能。因此，我强烈地怀疑医生在扎针的时候，伤到了病人的膈肌或造成了气胸。

7. 如果小孩子病了，不能喂药，就开药给母亲吃，母亲给孩子喂奶，病就能好了

> "东阳陈叔山小男二岁得疾，下利常先啼，日以羸困。问佗，佗曰：'其母怀躯，阳气内养，乳中虚冷，儿得母寒，故令不时愈。'佗与四物女宛丸，十日即除"

这是治疗儿科病的病例。病情是这样的："下利常先啼，日以羸困。"——孩子先哭，哭完拉肚子，好汉经不起三泡稀，一个两三岁的孩子这么拉肚子，所以整天看上去是一副瘦弱、困乏、迷迷糊糊的状态。

东阳陈叔山就去请教华佗："这是怎么回事？"

华佗说："其母怀躯，阳气内养，乳中虚冷，儿得母寒，故令不时愈。"意思是别看孩子得病，其实根在他妈身上，孩子的妈怀他的时候，"阳气内养"——在喂奶的时候，出现了一种虚冷，影响到了孩子，所以，孩子从母亲身上遗传下来的寒气，导致他经常腹泻。

于是，华佗给孩子开了"四物女宛丸"，孩子吃完以后，"十日即除"——十天病就好了。

我个人觉得，"四物女宛丸"应该是给孩子他妈吃的。这样，母亲"乳中虚冷"的状态得以改变，再给孩子喂奶，孩子的病就好了。

因为我平时治病也是这样的，如果母亲在哺乳期，一般不给药，因为母亲吃药后会影响婴儿；如果孩子病了，不能给孩子喂药，我们就开一些药给母亲吃，母亲给孩子喂奶，就把孩子的病治好了。

8. 被蝎子、蜜蜂蜇了以后，第一件事要把针挤出来，第二件事要赶紧用碱水洗

"彭城夫人夜之厕，蜇螫其手，呻呼无赖。佗令温汤近热，渍手其中，卒可得寐，但旁人数为易汤，汤令暖之，其旦即愈"

这个病例讲的是，彭城夫人晚上去上厕所的时候，被蝎子或其他毒虫蜇了手，被蜇了肯定感觉肿痛，于是她"呻呼无赖"。注意，这里的"无赖"不是蛮不讲理的意思，而是难受得不加掩饰，在那儿号叫或"呻呼"（"呻"是哼哼，"呼"是号叫）。

佗令温汤近热，渍手其中，卒可得寐。

华佗让人煮了一些热乎乎的汤药，让病人把手泡进去，一会儿疼痛就缓解了，好歹能睡觉了。

但旁人数为易汤，汤令暖之，其旦即愈。

而且泡手的时候必须趁热，一旦药凉了，伺候她的人就给她换上热乎的汤，不停地换药，以此保持温度，这样治疗后，病人的手第二天就好了。

被蝎子、蜜蜂蜇了以后，第一件事，要把针挤出来，如果挤不出来，病就好不了；第二件事，动物蜇的毒都偏酸，所以被蜇后要赶紧用碱水洗，比如食用碱、肥皂等。当然，我指的是去不了医院的情况下，这两个方法都能缓解病人的痛苦。

我觉得华佗开的汤里应该用了皂角，因为古代用的肥皂就是皂角做的。

9. 得了病，一定要早点儿去看

"军吏梅平得病，除名还家，家居广陵，未至二百里，止亲人舍。有顷，佗偶至主人许，主人令佗视平，佗谓平曰：'君早见我，可不至此。今疾已结，促去可得与家相见，五日卒。'应时归，如佗所刻"

军吏梅平本来在军队里，结果得了病就回来了。

家居广陵，未至二百里，止亲人舍。有顷。

梅平在回家的路途中，到一个亲戚家，正好碰上华佗——"佗偶至主人许，主人令佗视平"。主人说："你帮我看看这个人得的病。"

华佗看完后说："君早见我，可不至此。"他的意思是，如果病人早碰到他，就不至于发展到今天这一步了。

今疾已结，促去可得与家相见，五日卒。

病已经形成了，没法治了，赶紧去跟家人相见吧，你可能最多能活五天了。

结果，梅平"应时归"——赶紧回了家。最后，"如佗所刻"——跟华佗预测的完全一样。

10.中国人喝开水的习惯是对的

> "佗行道，见一人病咽塞，嗜食而不得下，家人车载欲诣就
> 医。佗闻其呻吟，驻车注视，语之曰：'向来道边有卖饼家
> 蒜齑大酢，从取三升饮之，病自当去。'即如佗言，立吐蛇
> 一枚，悬车边，欲造佗。佗尚未还，小儿戏门前，逆见，
> 自相谓曰：'似逢我公，车边病是也。'疾者前入坐，见佗
> 北壁悬此蛇辈约以十数"

下一个病例讲的是华佗走在路上的时候，看到一个病人"咽塞"——嗓子眼儿堵了。

"咽塞"有几种可能：一种是我们现在经常说的梅核气，总觉得嗓子里有东西，上不上，下不下，吐又吐不出，咽又咽不下去，去医院检查，说是癔症——想象出来的病。

因为西医是基于有形有质的物质研究上的，对于这种无形无质的气，它没有研究，也不承认，就认为是你想象的，所以起名叫癔症。

中医称此病为梅核气，就像人吃梅子的时候，把核给吞进去的感觉。

《伤寒论》里介绍这种病是"妇人咽中如有炙脔（luán）"，"炙脔"就是烤肉，有一种干燥或焦躁的感觉，吞之不下，吐之不出。怎么治呢？《伤寒论》里给的方子是半夏厚朴汤。

另一种有形有质的堵塞导致"咽塞"，就是食道癌或早期胃癌，特别是在胃底部或贲（bēn）门附近。之前我讲过，如果不是癌症，就会形成食道裂孔疝。

还有一种情况，就是本篇讲的寄生虫病，导致嗓子眼儿发堵，"嗜食而不得下"。

"嗜食"是心理状态，就是特别想吃东西，但到吃的时候，却吞不下去。

梅核气的特点，就是觉得有东西堵着嗓子眼儿，但吞咽没有障碍，去

医院检查也找不出东西。但食道癌、食道裂孔疝都是有形有质的变化，会找到实质东西。而且病人病得不轻，以至于家人用车拉着他去求医。

佗闻其呻吟，驻车注视。

看来是两辆车遇上了，或面对面走，或往同一方向走，华佗就"驻车注视"。

现在，国内泊车的地方叫停车场，日本泊车的地方叫驻车场——日本用的很多汉字保留了古风，比如拐弯的"拐"，日语写的是"折"。

还有，"往视"的"视"不是看的意思，而是中医一套诊断的方法。

华佗看完了以后就跟对方说："向来道边有卖饼家蒜齑（jī）大酢（zuò）。"——"我刚才在来的路上，看见路边有个卖饼的商家。"这里的"饼"不是咱们现在说的烙饼，现在吃的烙饼是胡饼，是西域胡人传过来的；以前的饼，其实就是面条，所以有汤饼、煮饼。

"蒜齑"，就是把蒜捣成末。蒜很有意思，必须得捣，拍蒜或切蒜片都不出那个味。

人们都说吃蒜臭，其实是吃完了以后才臭，蒜本身带有一种蒜香，我们做各种青菜时，会把蒜蓉当辅料，都是把蒜爆香了以后，再把菜放进去。"酢"就是醋，现在日本还把醋叫"酢"。

华佗建议病人"从取三升饮之"——取拌了蒜末的醋服下，然后"病自当去"——病就会好了。

病人听了后千恩万谢，"即如佗言"——赶紧往前走，按华佗说的去做，结果"立吐蛇一枚"，不是说真吐出一条蛇，而是吐出了一条像蛇一样的寄生虫。

病人吐出来寄生虫以后，就把它挂在车边，去拜访华佗——"悬车边，欲造佗"。这时华佗还没回家，"小儿戏门前"——有几个小孩子在华佗家门口玩，"逆见"就是正好相反方向迎见。"自相谓曰"，"相"就是对的意思，山西人管生意伙伴叫"相与"，其实这种说法很高级，就是互相给予，不是说单方面地付出，两好合一是最好的。

小孩子对病人说："似逢我公，车边病是也。"——你是不是碰见我们家老公公了，我看见你的车边挂着一条让人生病的虫子。

疾者前入坐，见佗北壁悬此蛇辈约以十数。

病人下车以后，进了华佗家坐着，看到墙上挂着这种像蛇一样的寄生虫有几十条——看来华佗治愈的这种病人不在少数。

在古代，寄生虫病的感染是非常要命的，跟人的体质、营养、生活习惯和饮食取水的防疫有关。现在，人们的生活水平提高了，体质改善了，对寄生虫有了研究，寄生虫病还是能得到控制的。

因此，与其得了寄生虫病再去治，不如以预防为主。中国人喝开水的习惯是对的，饮生水很容易得寄生虫病。

11. 通过撩拨人、挑逗人、激怒人等，使其肝气升腾，也是一个治病的方法

"又有一郡守病，佗以为其人盛怒则差，乃多受其货而不加治，无何弃去，留书骂之。郡守果大怒，令人追捉杀佗。郡守子知之，属使勿逐。守瞋恚既甚，吐黑血数升而愈"

东汉的行政区分为州、郡、县，"郡守"相当于地委书记。

有一名郡守病了，华佗诊断完认为，病人要是能发一次火就好了——"佗以为其人盛怒则差"。

我讲过怒和愤的区别，怒是憋着不发，愤是把怒气喷涌出来。结果，华佗做了一件什么事呢？惹病人生气，故意激怒他，"乃多受其货而不加治"——收了人家很多礼物，却不给人治病，到最后还"无何弃去，留书骂之"——没有任何理由，就丢下病人不管了，还写了一封信骂病人。

华佗这么做确实冒了很大的风险，后来华佗被曹操杀了，我估计也跟曹操被激怒有关。

医生这样用心良苦，病人如果不理解，就很容易出事。而且在古代，很多医生都出过这样的事。我记得有一位姓文的大夫，也是用类似的激将法给一个当官的治病，但这个大夫就没有华佗在这个病例中的运气好，病人被治好了，但还是生气，最后就把文大夫杀了。

> 郡守果大怒，令人追捉杀佗。

最后，郡守命人抓住华佗，而且要把他砍了。但郡守的儿子知道华佗的意图，也可能是华佗跟郡守的儿子沟通过，于是暗暗嘱咐手下人："别追，这是华佗给我爸治病呢。"——"郡守子知之"。

结果，"守嗔恚既甚"。我讲过贪、嗔、痴、怨的"嗔"是不喜欢，"恚"（huì）是生气到了极点（"圭"字是间接往上突，就是冲撞到心的意思）。结果，"吐黑血数升而愈"，郡守一怒之下吐出了黑血。

新鲜的血是不凝固的，近端的出血是红色的，比如直肠或痔疮出血；远端出血，比如在胃肠道或其他地方待久了，血会变黑。

有些人的大便像柏油那么黑，我们叫柏油便，这就是远端出血。远端出血的"端"指肛门，一般在十二指肠、胃、结肠。

病人"吐黑血数升"，我个人觉得他的病比较深，应该在十二指肠以下。

通过撩拨人、挑逗人、激怒人等方法，使其肝气升腾，肝血爆出，这也是一个治病的方法。但我觉得既然有其他更好的方法，为何要用这个方法治病？可能医案中记载是因为这个故事比较有画面感、戏剧性吧。

12. 忍着病活着和没什么痛苦地活着，你选哪个

"又有一士大夫不快，佗云：'君病深，当破腹取。然君寿亦不过十年，病不能杀君，忍病十岁，寿俱当尽，不足故自刳裂。'士大夫不耐痛痒，必欲除之。佗遂下手，所患寻差，十年竟死"

"不快"是不高兴的意思，不是碰到什么不高兴的事而不高兴，而是没有缘由地不高兴。

佗云："君病深，当破腹取，然君寿亦不过十年，病不能杀君，忍病十岁，寿俱当尽，不足故自刳裂。"

意思是即便不做手术（这是个慢性消耗的疾病），你也不会马上死。如果你能"忍病十岁，寿俱当尽"，那还不如凑合着带病延年，免了那一刀，不受手术的苦——"不足故自刳裂"。

但"士大夫不耐痛痒"，这个士大夫实在忍受不了这种疾病的痛苦。

我发现，人病得严重以后，有两个特点：第一，"不耐痛痒"，就是恨病吃药，觉得病太讨厌了，哪怕是吃毒药把自己弄死，也要把病干掉，有点儿同归于尽的想法；第二，对病的好奇心大于对治愈疾病的求生欲望，也就是求知欲超过了求生欲。

某些学科、某些学问编了很多奇奇怪怪的病名，来满足病人的求知欲，就是让病人死个明白，市场还挺大。

结果，"必欲除之"，病人说："不行，你既然有办法，就给我割了它。"于是"佗遂下手，所患寻差"。

听病人说得这么坚决，华佗就给他做了手术，最后病人的痛痒、"不快"，通过"破腹"取了就好了。

"十年竟死。"病人又活了十年，也就是说不做手术，病人忍着"不

快"和痛痒可以活十年；做了这个手术，病人没什么痛苦地也活了十年。这样比较，当然还是后一种选择好。

13. 养生的基本条件：不以自个儿的胃腐熟生物，不用自己的元气佐喜怒

> "广陵太守陈登得病，胸中烦懑，面赤不食。佗脉之曰：'府君胃中有虫数升，欲成内疽，食腥物所为也。'即作汤二升，先服一升，斯须尽服之。食顷，吐出三升许虫，赤头皆动，半身是生鱼脍也，所苦便愈。佗曰：'此病后三期当发，遇良医乃可济救。'依期果发动，时佗不在，如言而死"

太守是个大官。"胸中烦懑，面赤不食"，症状有点儿像高血压，火在上。

"佗脉之曰"，华佗给他号完脉说："府君胃中有虫数升。"意思是您的胃里有寄生虫，而且寄生虫"欲成内疽"。

疽是单根的、扎得很深的、阴性的结块或阴性的疮。

这个病是怎么得的呢？"食腥物所为也"，就是你平时爱吃水产品，而且基本上都没做熟。古代的水产品是鱼多，当然也有虾、蟹，以前中国人把生鱼片叫生鱼脍，就生吃。

然后，华佗为他"作汤两升"，"汤"是开水煮的中药。"先服一升，斯须尽服之"，把两升分成两次服用，间隔时间不长，就把药喝完了。结果，病人喝完不久，"吐出三升许虫"，吐出了三升量的虫，"赤头皆动"。寄生虫的头是红红的，病人吐出来后还在动，真恶心，而且"半身是生鱼脍也"。这个病就是因为吃生鱼脍得的，最后病人把生鱼脍全吐出来了，"所苦便愈"。

我个人认为，这里面可能华佗做了点儿手脚，为什么？太守得的是寄生虫病，跟吃生鱼脍有关，但你想想他得病已经很久了，更不用说吃生鱼脍的时间已经很久了，生鱼脍在胃里经过胃酸的腐蚀、研磨，肯定不是生鱼脍那个样子了。

我们治病的时候，在人的呕吐物里放点儿东西，告诉病人东西吐出来了，病就好了。或者放点儿东西，告诉病人："你闹病是因为吃了这个。"

这对人是一种警醒。其实，无论是吃进去还是拉出来，基本上都看不到完整的东西。

然后"所苦便愈"，陈登"胸中烦懑，面赤不食"的毛病顿时就好了。

华佗说："此病后三期当发，遇良医乃可救济。""三期"是多久？不好猜。他说病人的病，现在是好了，但以后还会复发。如果以后碰到好大夫，还能救命，帮助病人。

依期果发病，时佗不在，如言而死。

这句话是说寄生虫病最后发作了，发作的症状估计又是"胸中烦懑，面赤不食"，然后"如言而死"。

现在，经常有人会吃生鱼片。生鱼片的特点是什么呢？做生鱼片的鱼是海鱼，寄生虫相对少一点儿，淡水鱼的寄生虫问题特别大。所以，我们一定要谨慎，一定要讲究，可以做鱼片粥，或者蒸鱼、煮鱼吃。总之，还是小心为上。

古人说养生的基本条件，第一，不以自个儿的胃腐熟生物，不吃生东西；第二，不用自己的元气佐喜怒，不用自己的精气神做强烈的情绪波动。

要养生，把握这两点就够了。

14. 华佗给曹操治的"头风"不是头痛病

"太祖闻而召佗，佗常在左右。太祖苦头风，每发，心乱目眩，佗针鬲，随手而差"

下一个病例跟太祖曹操有关，在《三国志》中，曹操当年是挟天子以令诸侯，且以辅佐天子的周公自居——"周公吐哺，天下归心"，一副要篡位夺权、自立为皇帝的意思。或者他有这个意思，但没做那个事，等到他儿子曹丕后，才把汉献帝废了自立为帝，而且好几次假装说是禅让。但曹丕称帝以后，就追封曹操为太祖。

太祖闻而召佗。

曹操听说华佗的医术这么高，又是自己的老乡，就把华佗召过来看病。因为曹操是丞相，势力比较大，所以不是说华佗来一次看完病就走了，而是曹操把他留下来——"佗常在左右"，成了曹操的私人御用大夫。

这样做就有问题了，像华佗这种人，兼通数经，又懂养性之术，本人又不愿受征召，当官都不去的人，曹操也不问华佗乐意不乐意，居然把他约束起来。

有一次，"太祖苦头风"，头风是什么症状？有人说就是头痛，其实不是，书上写了，"每发，心乱目眩"。"心乱"是什么？心律不齐，相当于室颤、房颤；"目眩"就是眼前发黑，当然也有头痛的症状，而且是不定期发作，说不定什么时候就会痛。

"头风"到底是什么病？我们中医叫头风，就是头颅里面进风了，有点儿像现在的偏头痛或癫痫的痫（不是癫，癫是抑郁症，曹操才不抑郁呢）。

结果，"佗针鬲，随手而差"。"鬲"是膈肌或膈俞、膈关，在后背第七胸椎棘突下的穴位——至阳穴旁开 1.5 寸是膈俞穴，再往边上是膈关穴，主要是控制膈肌运动的。

《黄帝内经》里说："七节之旁，中有小心。""小心"就是心脏（臟）。另外，中医有句话叫"血会膈俞"，是说膈俞能调节心脏（臟）的血液循环，只要一扎这个穴位，病人的症状就能缓解，但不能除根。

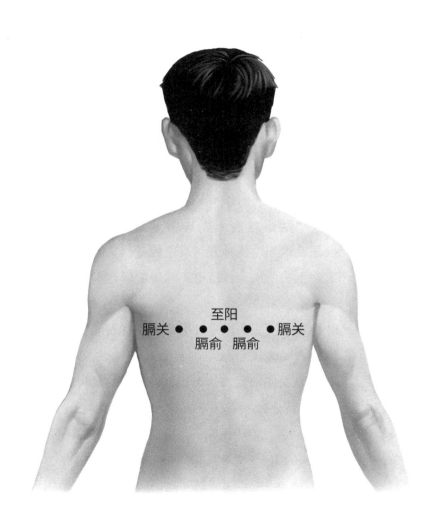

15. 如果"骄恣不论于理"，病人连胎死腹中都不知道

"李将军妻病甚，呼佗视脉。曰：'伤娠而胎不去。'将军言：'闻实伤娠，胎已去矣。'佗曰：'案脉，胎未去也。'将军以为不然。佗舍去，妇稍小差。百余日复动，更呼佗。佗曰：'此脉故事有胎。前当生两儿，一儿先出，血出甚多，后儿不及生。母不自觉，旁人亦不寤，不复迎，遂不得生。胎死，血脉不复归，必燥著母脊，故使多脊痛。今当与汤，并针一处，此死胎必出。'汤针既加，妇痛急如欲生者。佗曰：'此死胎久枯，不能自出，宜使人探之。'果得一死男，手足完具，色黑，长可尺所"

李将军的妻子病得很厉害，于是李将军把华佗叫来看病——"呼佗视脉"，结果华佗号完脉说："伤娠而胎不去。"——病人怀孕了，但是胎死腹中，没有下来。

然后李将军说："闻实伤娠，胎已去矣。"——"不对吧，我老婆确实是怀孕了，但你说死胎没去是不对的，已经下去一个了。"华佗说："案脉，胎未去也。"——按照病人的脉象来判断的话，死胎还没下去。

"将军以为不然"，将军是位高权重的人，属于扁鹊说的"骄恣不论于理"的人。结果华佗只好走了，而且李将军的妻子"小差"——似乎好了一点儿。结果过了一百天，"复动，更呼佗"——病人的肚子又有胎动了，于是又把华佗请来了。

华佗说："此脉故事有胎。"——病人的脉象本身就表示肚子里还有个胎儿。

前当生两儿，一儿先出，血出甚多，后儿不及生，母不自觉。

病人本来怀的是双胞胎，两个其实都没活，一个胎儿先出来了，同时病人出了很多血，出血以后，后面的死胎来不及出来，病人自个儿又不觉得，旁边的人也不醒悟，"不复迎"——你们又不听我华佗的话，也不再来找我，因此这个死胎就留在肚子里了。

血脉不复归，必燥著母脊，故使多脊痛。

没下来的死胎后来变成一块干血，附着在子宫上，而子宫的后面又贴着脊梁骨，所以病人肯定会出现腰背剧烈疼痛的症状。

然后华佗说："今当与汤，并针一处，此死胎必除。"——既然请我来了，我就给配点儿药，而且得给扎一针，这样就能把死胎打下来。

"汤针既加"——华佗先给病人喂了汤药，又给她扎了针，结果"妇痛急如欲生者"——李将军的妻子出现了剧烈的腹痛，就跟生孩子前的症状是一样的。

佗曰："此死胎久枯，不能自出，宜使人探之。"

死胎耽搁的时间很长了——三个多月，又不是活胎，不能自个儿分娩出来，所以应该请接生婆伸手进去接一下。

果得一死男，手足完具，色黑，长可尺所。

最后拉出来一具男婴的遗体，手足都长全了，一看都黑得不像样子，且有一尺多长。

这个病例也挺惊心动魄的。按理说，如果死胎留在体内，大多数人会出现剧烈疼痛和出血，像李将军的妻子这种反射弧长、神经大条的人还真不多见。

其实，如果李将军听从华佗的意见，不那么刚愎自用，这个问题当时就能解决。而华佗觉得，既然人家的主意那么坚决，自个儿也不好怎么样，就只好走了。

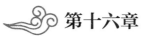

第十六章

千古名医华佗为什么
会被曹操害死

让医生过上有尊严的、体面的生活，证明病人这个群体是尊贵的；让医生活得悲催，证明病人比较贱。但医生挣钱不能动坏心眼，医生可以挣钱，但要体面地挣钱。

【经文】

佗之绝技，凡此类也。然本作士人，以医见业，意常自悔，后太祖亲理，得病笃重，使佗专视。佗曰：『此近难济，恒事攻治，可延岁月。』佗久远家思归，因曰：『当得家书，方欲暂还耳。』到家，辞以妻病，数乞期不反。太祖累书呼，又敕郡县发遣。佗恃能厌食事，犹不上道。太祖大怒，使人往检。若妻信病，赐小豆四十斛，宽假限日；若其虚诈，便收送之。于是传付许狱，考验首服。荀彧请曰：『佗术实工，人命所悬，宜含宥之。』太祖曰：『不忧，天下当无此鼠辈耶？』遂考竟佗。佗临死，出一卷书与狱吏，曰：『此可以活人。』吏畏法不受，佗亦不强，索火烧之。佗死后，太祖头风未除。太祖曰：『佗能愈此。小人养吾病，欲以自重，然吾不杀此子，亦终当不为我断此根原耳。』及后爱子仓舒病困，太祖叹曰：『吾悔杀华佗，令此儿强死也。』

1. 华佗的神奇医案，真的是不胜枚举

"佗之绝技，凡此类也"

总之，从陈寿总结整理的华佗的这些医案，都能看出华佗的技术之高超。列的这些病例，只能说一句话——"不胜枚举"。

2. 华佗是个士人，不觉得自己仅能做一个医生

"然本作士人，以医见业，意常自悔"

华佗本人是什么样的性情呢——"然本作士人，以医见业，意常自悔"。华佗本人不只是把自己当医生来看的。

华佗是个士人，士人指的是有独立思想、独立人格，不依附于任何权贵，也不依附于皇权的人，而且士人颇有主持公道、侠义的特点。后来，大多数士人都被归到墨家，行侠仗义、兼爱非攻，而且有工匠精神。华佗本身是这样一个人，或者他的内心是这样一个人，结果他因为做医生被世间尊崇。

医生这个行业，在古代被认为是个贱业。不知道这是为什么，反正医生不在"上九流"里，有可能在"中九流""下九流"里——始终被认为是个伺候人的行业，就是现在所说的服务业。

我个人认为，医生这个行业也不是服务业，医者父母心，见官大三级，它怎么能是服务业呢？在服务业里，顾客是上帝，而医生不能只听顾客的，来的人都是病人，病人有病态思想，医生要站在一个中正、平和的位置上纠正他，医生有帮助、教育病人的责任，不能让他那么由着自己的性子做。

因此，怎么能说医生是服务业呢？

结果，华佗心高气傲，认为自个儿不应该只是做这么一个大夫，所以，"意常自悔"。不知道这是华佗言语之间流露出来的，还是跟徒弟们说的，或者是写了什么东西。

据我所知，明末清初时期，山西有一个著名的爱国义士叫傅山，字青竹，改字青主，他是大书法家、画家，是一位大文人，同时也是位大医生。他在医学方面的学问、造诣，在中医界也是有公论的，但傅青主从来都看不起自己做医生这件事。尽管那么受人尊敬，他认为自个儿的画比医术好，字比画好，文比字画好……

可能，古代做医生的都有这个想法。

3. 仗着自己的医术高，有本事，华佗不回应曹操的征召

> "后太祖亲理，得病笃重，使佗专视。佗曰：'此近难济，恒事攻治，可延岁月。'佗久远家思归，因曰：'当得家书方，欲暂还耳。'到家，辞以妻病，数乞期不反。太祖累书呼，又敕郡县发遣。佗特能厌食事，犹不上道。太祖大怒，使人注检。若妻信病，赐小豆四十斛，宽假限日；若其虚诈，便收送之。于是传付许狱，考验首服"

曹操亲理国家事务，日理万机后，头风病越来越重。

"笃"是持续、持久的意思；"笃重"就是说曹操的头风病越来越重了。

曹操让华佗专门为他看病，不离左右，结果，华佗说了一句话："此近难济，恒事攻治，可延岁月。"——意思是这个病除不了根，应该找一个解决问题的根本办法，要攻要治。于是，有人附会："华佗想给曹操做

开颅手术，把他头里的肿瘤取出来，这样能多活几年。"曹操的疑心病那么重，他当然不会同意。

华佗又说："你把我留在身边，这么维持着也不是个事。"结果，矛盾就在这里出现了。"**佗久远家思归**"，意思是他离家太久了，想回亳州，因为曹操定都的地方在邺城，离亳州很远。然后就跟曹操告假："**当得家书方，欲暂还耳**。"意思是家人来信了，我得回去看看。

曹操准假，结果华佗到家以后，"**辞以妻病**"——"我老婆病了，我就回不去了。"本来华佗就告假几天，结果回家以后，长时间不回来——"**数乞期不反**"。

对曹操来讲，好几次请他回来，他都不回来，这就激怒曹操了。曹操是什么人？他是丞相，一人之下，万人之上。其实，一人之下都不对，当时皇帝都是任他摆弄的，何况华佗这么一个小大夫。

太祖累书呼，又敕郡县发遣。

曹操好几次写信叫华佗回来，又派底下的州道府县的官吏——华佗所在地的省长、县长去找他。

佗特能厌食事，犹不上道。

说到这里，我个人认为，史学家记载的文字有点儿偏心，史学家为了照顾曹操的面子，说华佗就是仗着自个儿的医术高，有本事，才不回应曹操的征召。其实，这不是"恃能"的事，当时华佗的想法肯定是"我没这本事才好，我没这本事，你就不会这么三番五次来折腾我"。

"犹不上道"，华佗还是没有踏上返京的道路。

"上道"有点儿像江湖的黑话，上没上道跟得没得道有关系，也就是说你的内心有没有悟到那个层次。结果，"**太祖大怒，使人往检**"。华佗这次彻底把曹操惹急了，所以曹操专门派特使去看一看。"检"就是检查、核实的意思。

如果华佗的老婆真病了，"赐小豆四十斛，宽假限日"——给他点儿小豆，再让他多待几天（曹操的本意就是天下都是他的，天下人都得归他用，所以，华佗不能离开他）；"若其虚诈，便收送之"，如果核实他老婆没病，是骗曹操我的，就把华佗抓起来送到许昌来。

底下人一核实，华佗果然是虚诈，他就是不愿意去。最后，"传付许狱，考验首服"——华佗被逮起来送到许昌的监狱，而且拷打录口供，让他签字画押，承认是自己骗了曹操。

4. 处死华佗后，曹操自己的下场也很惨

"荀彧请曰：'佗术实工，人命所悬，宜含宥之。'太祖曰：'不忧，天下当无此鼠辈耶？'遂考竟佗。佗临死，出一卷书与狱吏，曰：'此可以活人。'吏畏法不受，佗亦不强，索火烧之。佗死后，太祖头风未除。太祖曰：'佗能愈此。小人养吾病，欲以自重，然吾不杀此子，亦终当不为我断此根原耳。'及后爱子仓舒病困，太祖叹曰：'吾悔杀华佗，令此儿彊死也。'"

荀彧是曹操手下一个著名的谋士，他说得很在理，也很实在。他说华佗的医疗技术实在是高明，而且作为医生来讲，人命关天，应该"含宥"。"宥"是宽大、宽待的意思，"含"是宽容的意思。宰相肚里能撑船，曹操怎么容不下这么一个人？

从古至今，一般来说，有点儿技术的大夫，多少都有点儿脾气。当然，也不能说脾气好的大夫都是没本事的，但大多数情况都遵循这么个规律，脾气好、医术又高的大夫是极少数的。

但作为病人来讲，有人抱怨医生的态度不好，医生是怎么态度不好的呢？如果他说病人的生活方式、思想方法、入睡习惯不对，批评病人，那不是态度不好，而是为了病人好。

结果，太祖说："不忧，天下当无此鼠辈耶？"——担什么心，离了张屠户，我还能吃带毛的猪？离开他地球就不转了？天下的好大夫多了，为什么要容忍这么一个鼠辈？

在曹操眼里，华佗就是个鼠辈。这就是悲哀的地方，你既然不忧，不怕天下没有这种鼠辈，那你找别人啊，你不是没找着吗？你没找着的话，那他就是奇货可居，他就是国宝，你为什么不善待他呢？所以，曹操在这件事上，确实做得不太好，最后他还是害了自己。

"遂考竟佗"，最后，曹操决定要处死华佗。

佗临死，出一卷书与狱吏，曰："此可以活人。"

华佗临死的时候，带了一卷书给看守说："你拿去吧，读懂这本书，你就可以治病救人。"结果，"吏畏法不受"，看管监狱的狱卒畏惧曹操，不敢接受。"佗亦不强，索火烧之"——华佗就把那卷书烧了。

佗死后，太祖头风未除。

华佗死后，曹操的头痛、心慌乱跳、眼前发黑的毛病，一点儿都没好。

华佗与狱卒的故事，坊间有另外的版本：狱卒偷偷把这卷书拿回家，高兴地跟他的老婆说："你看华佗临死前，把他一辈子的秘方都给我了。"结果他老婆一把火就把书烧了，狱卒问她："你怎么这样？"

她说："学了这本书又怎么样？华佗最后是什么下场，你一个普通人，学那么高超的技术是会引来灾祸的。"所以，想起来，其实华佗的结局很悲惨、很悲凉，于人于己，都没有什么好处。

据说，华佗传的这卷书叫《青囊经》，青是绿色或蓝色，囊就是口袋。后世附会，写出《华佗五禽经》，我个人认为很拙劣，这本书编排得不怎么样。实际上，华佗传承的是《黄帝内经》的这套体系，而且他有很高超的外科技术。

《三国志》记载，华佗"年且百岁，貌有壮容"。当他被曹操圈起来伺候曹操的时候，其实已经带过了很多学生，因此，这套技术还是有传承的。

曹操说："佗能愈此。"——华佗本来能治好我这个病，但这家伙是个小人、贼人，他留着我的病不治好，想以此来要挟我，提高自己的身价，提高自己的地位——"养吾病，欲以自重"。

这就是曹操那种恶毒的猜疑心在作祟了，其实根本不是这么回事。曹操是个大奸雄，他是从底层混上来的，所以他为人处世都是先把别人想得特别坏，一切都从避免坏的角度考虑问题、处理问题。

曹操在《三国演义》或民间传说里，都是一个大奸雄，即使最后他的儿子得了天下、称了帝，在老百姓的道德评判里，他也是一个坏人。

曹操做的最坏的一件事就是《三国演义》里面记载的，他去朋友吕伯奢家里逃难，怀疑吕伯奢的家人要将自己谋害，于是把吕伯奢两口子全砍了。砍完之后发现砍错了，最后看到孩子，他说："要得罪、辜负，干脆辜负全得了。"所以他留下一句话叫"宁教我负天下人，休教天下人负我"。

由此可见，这些成大事的大奸雄，都有这种恶毒的气量、心思，不然他在死人堆里就爬不出来。

曹操作为一个病人，这么猜疑医生，他的病就绝对好不了。为什么？因为内心太阴暗，疑心太重。

大概在1993年，我接触过一些外宾，跟他们处得比较熟。有一次，一名外宾说："你们医生是不是本来能把我的病治好，却故意不把我治好，就是想多挣我的钱。"

这名外宾是世界银行驻华的一个高级项目的负责人，当时跟我随口这么一说。其实，话里话外就是敲打，因为我们组织的一个团队在给他们家一个有点儿弱智的孩子治病。

我回答他："医生应该挣钱，因为医生是从优秀的人群里选拔出来的，都是磨炼出来的。让医生过上有尊严的、体面的生活，证明病人这个群体是尊贵的；让医生活得悲催，证明病人比较贱。但医生挣钱不能动坏心眼，医生可以挣钱，但要体面地挣钱。比如你得了一个病，我拖拖延延地不把你治好，总在一只羊身上薅羊毛，这的确是一种挣钱的方法。但换个角度来看，如果我是个好医生，而且医术很高，你本来得的是很难治的病，结果我三下五除二，很快就治好了，今后我的口碑会是什么样？你是不是会到处说：'我碰到了一个神医，他把我的病很快治好了。'你的亲戚朋友会不会来找我看病？这样就有更多人来找我，我从很多羊的身上薅羊毛，总比把一只羊拔秃了好吧。"

我就是这么结结巴巴地用英语跟他说的，他听完说："有道理。"人的格局、角度不一样，看问题也会不一样。所以，如果你不是那么想的，也不会那么说。

因此，华佗明确地说："如果你的病想除根，就得开颅，现在你每次发病，我只能帮你暂时缓解。把你的病治好，我就可以脱身了，我为什么要在你这里腻腻歪歪呢？"

其实，就是曹操的这种阴毒、阴寒、疑心在作怪，才让他产生了眼前发黑、头痛、心慌的病。换句话说，他要是阳光点儿，没准儿病就好了。

后世专门有人写了一本叫《厚黑学》的书，曹操赫然在列，真的是脸皮够厚、心够黑的。

结果，曹操自圆其说："*然吾不杀此子，亦终当不为我断此根原耳。*"意思是即使我当时不杀华佗，他也不会给我治病除根，我的病也好不了。

在《黄帝内经·灵枢·阴阳二十五人》里，有一种人是太阳之人，这种人经常"好言大事"，整天谈的都是几个亿的项目，事情做错了也不后悔，错都是别人的，自己都是对的，曹操就是这种人。

后来，"*仓舒病困*"——曹操最小的爱子仓舒病重。仓舒就是曹冲，有一个成语故事是"曹冲称象"，讲的是曹冲小时候，南方进献给曹操一头大象（当时曹操是丞相），曹操就问来使："我怎么知道这头大象有多重？"周围人都面面相觑，不知所以。结果，他的小儿子曹冲说："我有办法。"

曹操问："你有什么办法？"

曹冲说："把这头象放到一艘船上，让人在船侧与水面相平处画一道线，然后把船靠岸卸下象，往船里装石头，什么时候水到了那条线，就不装石头了。这时人们把石头拿去称，就知道大象的重量了。"

曹冲真是天才，他的这个方法跟阿基米德发现水的浮力定律差不多。但这么聪明的一个孩子，后来得重病死掉了。

其实，曹冲生病的时候，曹操就有点儿后悔杀了华佗。他说："吾悔杀华佗，令此儿彊死也。"

曹操知道，他的头风病好不了，杀不杀华佗，反正都得疼。但小儿子曹冲生病了，他就开始感叹了，可是后悔有什么用呢？多说一句，曹冲死的那年是建安十三年，也就是公元208年。华佗死在曹冲之前，虽然历史上没有记载华佗到底是哪年死的，但他被曹操关押在监狱里处死的下限时间，应该是不晚于曹冲的死期，所以我们把公元208年当成华佗去世的年份，也就是在东汉末年。再加上陈寿说华佗"年且百岁"，我们可以估算公元108年是华佗出生的年代。

为什么要交代这件事呢？因为后面还要说一些华佗的其他故事。

第十七章

中药的诊断、秘方、配伍、制药工艺，都应该作为一种知识产权、技术产权保护起来

中药的诊断、秘方、配伍、制药工艺，国家都应该花大力气，把它作为一种知识产权、技术产权保护起来，这样才能跟外国的技术竞争。千万不能丢下自个儿的优势，以自己之短跟别人之长去竞争。

【经文】

初，军吏李成苦咳嗽，昼夜不寐，时吐脓血，以问佗。佗言：『君病肠臃，咳之所吐，非从肺来也。与君散两钱，当吐二升余脓血讫，快自养，一月可小起，好自将爱，一年便健。十八岁当一小发，服此散，亦行复差。若不得此药，故当死。』复与两钱散。成得药，去五六岁，亲中人有病如成者，谓成曰：『卿今强健，我欲死，何忍无急去药，以待不祥？先持贷我，我差，为卿从华佗更索。』成与之。已故到谯，适值佗见收，匆匆不忍从求。后十八岁，成病竟发，无药可服，以至于死。

1. 高手下棋是下一步看三步，华佗看病都看到十八年以后了

"初，军吏李成苦咳嗽，昼夜不寐，时吐脓血，以问佗。佗言：'君病肠臃，咳之所吐，非从肺来也。与君散两钱，当吐二升余脓血讫，快自养，一月可小起，好自将爱，一年便健。十八岁当一小发，服此散，亦行复差。若不得此药，故当死。'"

咳嗽是什么？以前我就讲过，咳是气管里往外排痰，嗽是食道里往出排痰。结果，病人"昼夜不寐"——昼夜不停地咳嗽，而且咳的时候还往出吐脓血——"时吐脓血"。

军吏去问华佗，华佗说："君病肠痈，咳之所吐，非从肺来也。"——你这是肠痈，就是肠子里长了痈疮，化脓了，出血了，所以你咳嗽吐出来的血不是从肺里而是从肠子里出来的。

《黄帝内经·素问》里有一篇《咳论》，其中有句著名的话叫"五脏六腑皆令人咳，非独肺也"。

与君散两钱，当吐二升余脓血讫，快自养。

让病人吃了药，吐了二升脓血，然后告诉病人要好好地调养休息。

一月可小起，好将自爱，一年便健。十八岁当一小发，服此散，亦行服差。

华佗告诉病人："你一个月就能起身了，然后别瞎吃、瞎作，一年就能恢复健康。再过十八年，你的病可能再发作一次，到时还需要吃这种药。如果到时候你没了这个药，就活不过去了。"

华佗真的是太厉害了，人们下棋是下一步看三步，他看病都看到十八年以后了。

2. 不能丢下自个儿的优势，以自己之短跟别人之长去竞争

"复与两钱散。成得药，去五六岁，亲中人有病如成者，谓成曰：'卿今强健，我欲死，何忍无急去药，以待不祥？先持贷我，我差，为卿从华佗更索。' 成与之。已故到谯，适值佗见收，匆匆不忍从求。后十八岁，成病竟发，无药可服，以至于死"

华佗说完后，给了病人两钱散药。结果，过了五六年，"亲中人有病如成者"——李成的亲人里有人跟他得了一样的病，于是就跑来跟李成说："卿今强健，我欲死，何忍无急去药，以待不祥？"——你现在身体这么好，我咳嗽得都快死了，你怎么忍心留着你的药，不给我吃，眼巴巴地看着我死呢？不如"先持贷我，我差，为卿从华佗更索。"——不如你先把药给我吃了，等我好了，我再去找华佗，再给你要点儿药。

李成的亲人既然能找到华佗，为什么不现在去找华佗要药呢？说起来很令人心寒，人发病的时候是一种心态，病好了以后是另一种心态。所以，千万别信这种话，就像很多人跟你借书、借钱的时候，话说得好听，到最后却没人还你，甚至连人影都没了。所以，好多人会在书尾贴"概不外借"。还有借钱的时候，他跟你借一万，你给他一千，并且跟他说："不用还了，这是我给你的。"这样总比损失一万强点儿吧，是不是这个道理？如果你不借给他吧，你就会招恨；如果你借给他吧，你心疼，等你跟他要钱的时候，他比你还有理。

回到正文，李成面子薄，就把药给亲戚了。后来病人还真的跑到亳州，"已故到谯，适值佗见收，匆匆不忍从求"——正赶上华佗被曹操押了起来，他就拉不下脸，不忍心跟华佗张嘴要药，结果过了十八年——"成病竟发，无药可服，以至于死"——李成发病了，却没有药可以吃，最后就死掉了。

这是一个观察了十八年的故事，记载在史书里面。

我认为，中药的诊断、秘方、配伍、制药工艺，国家都应该花大力气，把它作为一种知识产权、技术产权保护起来，这样才能跟外国的技术竞争。千万不能丢下自个儿的优势，以自己之短跟别人之长去竞争。

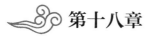

第十八章

华佗有两个传人——吴普、樊阿

我们现在到五十岁左右，基本上看手机眼都花了，耳朵开始先鸣后聋。别说到九十岁，现在五六十岁的人都出现了耳不聪、目不明的情况，"齿牙完坚"就更别说了，我们跟古人比，真是汗颜。

【经文】

广陵吴普、彭城樊阿皆从佗学。普依准佗治，多所全济。佗语普曰：『人体欲得劳动，但不当使极尔。动摇则谷气得消，血脉流通，病不得生，譬犹户枢不朽是也。是以古之仙者为导引之事，熊颈鸱顾，引挽腰体，动诸关节，以求难老。吾有一术，名五禽之戏，一曰虎，二曰鹿，三曰熊，四曰猿，五曰鸟，亦以除疾，并利蹄足，以当导引。体中不快，起作一禽之戏，沾濡汗出，因上著粉，身体轻便，腹中欲食。』普施行之，年九十余，耳目聪明，齿牙完坚。阿善针术。凡医咸言背及胸藏之间不可妄针，针之不过四分，而阿针背入一二寸，巨阙胸藏针下五六寸，而病辄皆瘳。阿从佗求可服食益于人者，佗授以漆叶青黏散。漆叶屑一升，青黏屑十四两，以是为率，言久服去三虫，利五藏，轻体，使人头不白。阿从其言，寿百余岁。漆叶处所而有，青黏生于丰、沛、彭城及朝歌云。

1. 人活着就要干活，如果不干，也要适当地活动，但不要突破极限

"广陵吴普、彭城樊阿皆从佗学。普依准佗治，多所全济。佗语普曰：'人体欲得劳动，但不当使极尔。动摇则谷气得消，血脉流通，病不得生，譬犹户枢不朽是也。是以古之仙者为导引之事，熊颈鸱顾，引挽腰体，动诸关节，以求难老。吾有一术，名五禽之戏，一曰虎，二曰鹿，三曰熊，四曰猿，五曰鸟，亦以除疾，并利蹄足，以当导引。体中不快，起作一禽之戏，沾濡汗出，因上著粉，身体轻便，腹中欲食。'普施行之，年九十余，耳目聪明，齿牙完坚"

（1）吴普是华佗最得意的弟子

我们看一下华佗的一个传承。

广陵吴普、彭城樊阿皆从佗学。

这是历史上记载的有名有姓的跟华佗学习的两个人。广陵在哪里呢？相当于现在的江苏扬州。

尤其是吴普，得到了华佗的真传，所以他按照华佗教的方法治病，效果是非常好的——"普依准佗治，多所全济。"

"多所全济"就是治愈率非常高。

（2）每个人都有自己的极限，如果突破了，就会对身体造成伤害

华佗对吴普说："人体欲得劳动，但不当使极尔。"四肢一定要活

动，"劳"有劳作的意思，"动"就是普通的活动。这句话是说，人要干活，如果不干活，也要适当地活动，但有一点——不要突破极限。

每个人都有自己的极限，如果突破这个极限，就会对身体造成伤害。这种极限表现为速度过快或持续时间过长。华佗说："动摇则谷气得消，血脉流通，病不得生。"意思是如果四肢总是活动，肚子里的粮食就能得到很好的消化。

"血"是血管里的血，"脉"是气道，"血脉流通，病不得生"就是说经络里的气和血管里的血都能流通，就没有机会得病。

举个例子，有个成语是"流水不腐，户枢不蠹"，意思是如果水保持流动，背后有一股推动的力量，就不会生虫子、海藻、水藻等，水就能保持清亮；"户枢"就是门轴，门轴连着门扇，它总是转动，因此就不会生虫子。也就是说，但凡有虫子，门轴一转就把它压死了，这是一个比喻。

"是以古之仙者为导引之事"是说，古代养生求仙的人活得长，而且生命质量又高。

我以前讲，神仙为导引之事，"导引"是古代一个治病的方法，也是一个养生的方法。"导"是把气血引向正确的方向，"引"是把它往安全的方向上引到位。所以，中医有导师，也有引师。

熊颈鸱顾，引挽腰体，动诸关节，以求难老。

"熊颈鸱顾"就是《庄子》里说的"缘督以为经"——以督脉（脊柱）为中轴活动四肢，像熊那样伸脖子，像鸟那样学会回顾。

"引挽腰体"就是活动自己的腰和四肢的各种关节。曾经，周稔丰老先生传给他的儿子周明，周明老师又传给"厚朴中医"的学生一个招式，叫"中直八刚十二柔"，就是这里面的导引之术。

接下来是"动诸关节"。关节有个特点——血液流通不是很顺畅，很难过去，正是这种血液流通不畅的地方，也是容易积攒病邪的地方。所以，现在的人们"年半百而动作皆衰"，就是因为关节不利，筋骨不行了。

"以求难老"的意思是，如果你的关节灵活，脑子也会灵活。比如你的手指灵活，你的脑子也会聪明，就不会得老年痴呆。

（3）五禽戏除了能治病，还能耳聪目明，牙齿完整坚固

华佗说："吾有一术。"

"术"比"技"要高级点儿或复杂一些，"术"有一些整套的东西，叫"五禽之戏"，哪五禽呢？

一曰虎，二曰鹿，三曰熊，四曰猿，五曰鸟。

其实，"五禽之戏"是一种仿生的运动，是模仿动物的各种动作。因为动物有个特点——它们的动作是无意识的，是本能的，因此非常符合自然。所以，我们要模仿它们，以达到一个返璞归真、放弃意识、恢复本我的目的。

"五禽之戏""亦以除疾，病利蹄足"，意思是五禽戏除了能治病，还能活动自己的关节，可以把它当成导引之术。

如果"体中不快，起作一禽之戏，沾濡汗出"，意思是如果身体觉得不舒服，起来做一个相应的动作，打一套拳，身上微微出点儿黏汗，用干毛巾擦干。

注意，出汗以后千万不能着风，不能对着风吹，也不能洗澡，不管是冷水澡还是热水澡都不能洗，会直接伤肾。

"身体轻便，腹中欲食"，人们打一套五禽戏以后，出点儿黏汗，肠胃就开始动了，身体也变得轻快，肚子也变得饥肠辘辘。

结果，"普施行之，年九十余"，意思是吴普跟华佗学了这套五禽戏，活了九十多岁。而且他"耳目聪明，齿牙完坚"。

这很难得，我们现在到五十岁左右，基本上看手机眼都花了，耳朵开始先鸣后聋。别说到九十岁，现在五六十岁的人都出现了耳不聪、目不明的情况，"齿牙完坚"就更别说了，我们跟古人比，真是汗颜。

（4）不要乱练五禽戏

1997 年我到美国讲学的时候，是 3 月份去的，周稔丰老师是 6 月份去的，我们住上下楼。我早晨起来活动的时候，就看到周老在楼下打五禽戏，我跟在后面瞎比画。就一两天的工夫，可能周老看我是个可教之才，认为孺子可教，就把我叫到屋里，让我躺在地毯上给我点穴。

后来，周老传给我一套五禽戏，而且传给我一套手法，虽然他没手把手地教，但我跟着老师看病，看老师怎么扎针，特别是扎骨针——在骨面找结块或硬结，用针把它扎开，尤其是治疗一些肿瘤。

我学了这套东西以后，确实对自己有很大的帮助。实际上，周老是把历史上很多导引的方法都做了整理，比如五禽戏、八段锦、易筋经、龟戏、龙戏，等等。我跟梁冬对话《黄帝内经》的时候说过，根据五脏（臓）的不同表现，可以独练一种戏，也可以练多种戏。到现在，各地还有不同版本的五禽戏在流传，但基本上，我看里面有几个问题：

第一，整体变糙了——用力不用气，没有气的感觉。因为人的身上没气，跟干柴棒在挥舞一样，没什么区别。

第二，用意不用心——靠意识知道下一个动作该怎么做，完全没有放松，没有内心的触动。虽然打来打去比在那躺着不活动强，但没有达到导引的真正目的。真正导引的目的是什么？是心、意、气、力都要到位。

第三，活动之前应该先蓄气，就是我们说的站桩，不然就做成体操了。

医案里说，吴普就是靠五禽戏，自己活得非常好，活的时间又长，品质又高，而且还给人治病，基本上治愈率都很高。

2. 真正健康、气血通畅的人，
身体是轻快的，甚至感觉不到身体的存在

"阿善针术。凡医咸言背及胸藏之间不可妄针，针之不过四分，而阿针背入一二寸，巨阙胸藏针下五六寸，而病辄皆瘳。阿从佗求可服食益于人者，佗授以漆叶青黏散。漆叶屑一升，青黏屑十四两，以是为率，言久服去三虫，利五藏，轻体，使人头不白。阿从其言，寿百余岁。漆叶处所而有，青黏生于丰、沛、彭城及朝歌云"

（1）樊阿擅长给人扎针治病

华佗的另一个传人樊阿有什么特长呢？他擅长给人扎针治病——"善针术"。

凡医咸言背及胸藏之间不可妄针，针之不过四分。

普通大夫都说："胸背这个地方第一不能瞎扎，第二不能扎得太深，扎进去不能超过四分。"但"阿针背入一二寸"。

这种深度可怕吗？不可怕，比如我扎背俞穴，扎督脉和腰椎上的穴，一扎针，都是扎四厘米和五厘米的针，基本可以没入。还有半寸的针，比如七点五厘米的针（三寸），我的学生们看了都很惊讶地说："老师，您怎么扎针那么深！"

其实，华佗留下来一个著名的穴位叫"华佗夹脊穴"，基本在椎体的肉上，不超过椎间隙，就是在肋间隙。所以，只要医生不扎到病人的胸腔，不扎成气胸，在椎体的肉上扎，还是有效的，而且扎华佗夹脊穴比起背俞穴更有效。

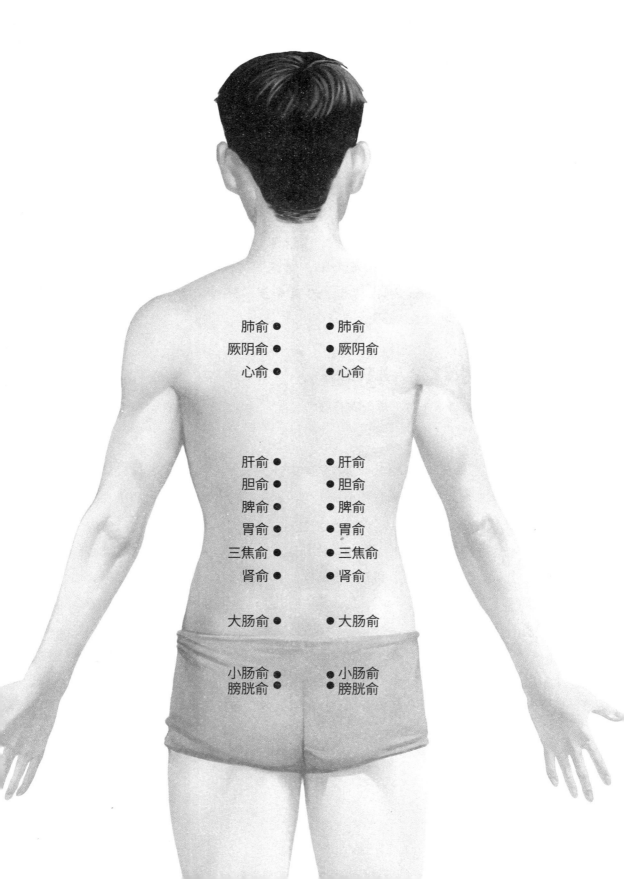

肺俞● ●肺俞
厥阴俞● ●厥阴俞
心俞● ●心俞

肝俞● ●肝俞
胆俞● ●胆俞
脾俞● ●脾俞
胃俞● ●胃俞
三焦俞● ●三焦俞
肾俞● ●肾俞

大肠俞● ●大肠俞

小肠俞● ●小肠俞
膀胱俞● ●膀胱俞

（2）普通医生不能扎巨阙穴，但高人就能扎，一扎病就好得快

下一个扎针的位置更深——"巨阙胸藏针下五六寸"。

巨阙穴在心口窝，如果你有蔽骨，有剑突，巨阙穴就在剑突的尖下面；如果你没有蔽骨，胸骨柄下一寸是鸠尾穴，两寸就是巨阙穴。

按解剖学来讲，巨阙穴的下面就是肝脏（臟）的左叶，如果你扎巨阙穴很深的话，就会刺到肝脏（臟），引起剧烈的疼痛和惊恐感。

巨阙穴从古到今都是禁针的——不许扎针。但我看到周老给我点穴，点的是巨阙穴，把我的心结点开。

周老在巨阙穴上扎针，我也在巨阙穴上扎针，而且扎得很深，这里面有一个技术问题，有一个手感问题。

普通医生不能扎巨阙穴，但高手就能扎，扎了病就好得快，好得彻底。

"而病辄皆瘳"，"瘳"就是好了的意思。

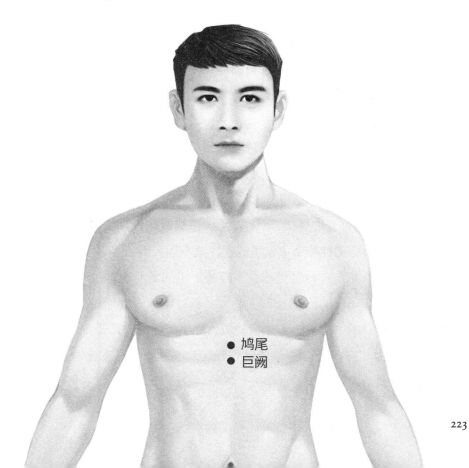

因此，医生在病人的后背扎一二寸，在巨阙穴下面扎五六寸，病就好得特别快，而且好得很彻底。这都是华佗的传授，也是周老的传授。

（3）樊阿是个养生党

阿从佗求可服食益于人者。

樊阿是个养生党，他经常说："吃点儿什么能让我长寿呢？"

"服食"，"服"是服气，"食"是吃进嘴里。

樊阿一直在寻求能延年益寿的保健品，结果，"佗授以漆叶青黏散。漆叶屑一升，青黏屑十四两，以是为率"，大概就是这样的比例。

言久服去三虫，利五藏，轻体，使人头不白。

华佗教给樊阿一个秘方，叫"漆叶青黏散"，用漆叶和青黏散混合在一起的东西。

漆叶是什么？现在都失传了，现代人考证说漆叶就是漆树的叶子，我个人认为不可能。漆树有毒，漆树的叶子一般用来当外用药，它有活血化瘀的功效，可用来解中大漆的毒。所以，此漆叶应该不是彼漆叶。还有人考证说漆叶是玉竹的叶子……

对于青黏，有两种说法，一种是黄精，黄精和玉竹是道家服食求仙长生的主要药物，可以滋养脾胃；另一种说法说青黏是黄色的灵芝。

实际上，这些说法都不可考。

"漆叶青黏散"的效果是什么呢？它既然能长期服用，就说明毒性小，如果真是一味毒性偏中或偏重的药，就不能久服。

因此，这两味药应该是《神农本草经》里的上品药，可以久服，"久服通神明"。

"去三虫"的"三虫"不是指蛲虫、绦虫、蛔虫，而是三尸虫。

道家认为，三尸虫会随着自然界五运六气的变化，在虚邪贼风侵入人体或元气衰弱的时候发作。

用中药的方法也能降伏三尸虫，所以，漆叶青黏散的第一个作用就是"去三虫"。

很多重病之人病快好的时候，都会做一个梦——从身体里面抠出蛇、虫子、癞蛤蟆等各种奇怪丑恶的东西，这些东西都是无形的信息、能量在病人生命中的储存或体现。

"利五藏"就是让五脏（臟）不再壅滞，因为五脏（臟）是藏精气的，如果五脏（臟）里有了浊气，就会长出各种奇奇怪怪的东西。

"轻体"就是身体轻快。现在，我们的身体一有病，就拖着沉重的步子，一步三喘，上个楼都喘得不行。而"轻体"的人——真正身体好的人、气血流通的人，身体是轻快的，甚至感觉不到身体的存在，上山、下山确实很敏捷。

老子说："吾所以有大患者，为吾有身，及吾无身，吾有何患？"意思是如果我的身体完全健康的话，我对它不会有感觉。身体产生这种轻快的感觉时，人就不会得病，而且头发不白。

我现在参加同学聚会时，发现大多数男同学的头发都白了，他们看见我的头发是黑的，都说："你是不是染头发了？"

我说："我染头发？我的头发就是黑的。"

他们说："为什么黑？"

我说："我爹妈的头发就是黑的，因为我不熬夜，我也没吃什么青黏散。"

接上正文，"阿从其言，寿百余岁"。结果，樊阿比华佗活的时间还长，华佗顶多是"年且百岁"——将近一百岁。

漆叶处所而有，青黏生于丰、沛、彭城及朝歌云。

漆叶随处各地都会见到，而青黏产在一些特定的地方。

《三国志》的《魏书》里专门有一篇《樊阿传》，在《华佗传》的后面，陈寿还给樊阿立了个传，里面写了漆叶和青黏的大概出产地。

我个人认为，即便你不知道青黏散是什么，想让自己"去三虫，利五藏，轻体，使人头不白"，那么，根据中医理论的配伍推断，第一个可选的就是中医经常用的女贞子和旱莲草。

女贞子是冬青的果实，它的特点是冬天还是绿的，所以，我们一般都在冬至那天采女贞子。

旱莲草也叫墨旱莲，它在夏天生长得最茂盛，所以，我们在夏至那天采旱莲。

在两个"至"（冬至、夏至）把它们采在一起，和在一起做成的丸药，叫二至丸，能治疗很多须发早白、肾阴不足的症状。

（4）如果何首乌炮制不当，就会造成很严重的肝损害

现在流传下的一个秘方叫七宝美髯丹，主要成分有何首乌、赤首乌、白首乌、菟丝子、茯苓、枸杞子、补骨脂等。

关于何首乌，大家一定要记住，如果何首乌炮制不当，就会造成很严重的肝损害，历史上造成这种损害的事件层出不穷。一出问题，很多人就说中药有问题，从来不考虑制药的工艺、辨证用药、服药的剂量、服药的时间。首乌是何首乌的块茎，我们也用它的藤，用它的叶。它的藤叫夜交藤。

菟丝子是一味非常好的补肾药，你把它的种子泡在水里发了后，它会吐出丝。而且菟丝子还有个特点——长出藤蔓互相缠绕、缠绵，所以，古代也将它作为一种定情的象征。

补骨脂也叫破故纸，是一种促进骨伤、骨骼愈合非常好的药，也治小孩子的五迟、五软、骨骼痿软无力、囟门不愈合等。

这个方子为什么叫七宝美髯丹呢？因为一共有七味药。

七宝美髯丹本来是进贡给皇帝用来治疗头发、胡须早白的，结果，皇帝吃完以后，不停地生儿子。后来这个方子就留下来了，完全可以代替所谓的青黏散使用。

到这里为止，我就把《三国志》里有关华佗的记载讲完了。

第十九章
正史以外的华佗传奇

不论是《三国志》还是《三国演义》，手术和刮骨都是事实存在的，但关公出的血没有《三国演义》中说的那么多,《三国演义》夸大的成分居多。

1.《后汉书》《华佗别传》《三国演义》里的华佗

在本章里，我选了一些《三国志》里没有记载的内容，比如《后汉书》《华佗别传》《三国演义》里的一些内容，为华佗的事迹稍微做一些补充。

做学问要严谨，所以，我们要根据正史记载的资料来看华佗的事迹。

《三国志》里有关于华佗的记述，《后汉书》里虽然没有单独写华佗，但里面《方技传》里记述了各种神奇的人物，其中就有华佗。

《后汉书》的作者范晔比较讲究，他把《三国志》里记载的有点儿荒诞的、不好理解的关于华佗的内容做了删减，还把一些华佗跟曹操的矛盾删掉了。比如《三国志》里有个病例是，华佗把病人激怒后，病人吐黑血数升，但在范晔的《后汉书》里就没有提这件事。

后来，裴松之为《三国志》作注，他又加了很多自己收集的资料，特别是《华佗别传》里的一些内容。但我研究《华佗别传》后发现，它的内容没有根本，偏于荒诞、玄怪，所以，在这里我们就不讲它的内容了。

还有一部吴宇森执导的电影《赤壁》，金城武扮演诸葛亮，林志玲扮演小乔。电影里有个桥段是曹操南下，很多将士水土不服，在军中流行起了瘟疫。

三国战乱的时候，将士伤亡主要有两个原因，一个是互相征伐，另一个是瘟疫流行，张仲景在《伤寒杂病论》的序里提到了这一点。当时基本上每家都死人——"白骨露于野，千里无鸡鸣"。所以，曹操征战东吴失败的一个主要原因，就是军中伤病减员太多。当然，孙刘联军火烧赤壁也是击溃曹军的原因之一。

电影里讲：华佗去军中巡视，把那些身上长了疮的、流脓的尸体隔离、焚烧，然后给那些患病的人医治。这种外感天行造成的大面积传染病的流行确实是存在的，但这个时间有点儿对不上，曹操攻伐东吴是公元 208 年，这时华佗已经被关到许昌的监狱里等待处死。所以，这里的华佗跟着曹操南下，到军中行医是不切实际的。

东汉末年还有其他名医，比如有一个名医叫董奉，我们现在称颂医家"杏林春暖"，就缘于董奉在家看病不收钱，病情轻的人被治好了，不用给他钱，只需在他家对面的山上种一棵杏树；病情重的人被治好了，就种三五棵杏树。没过多少年，蔚然成林，这是一段佳话。

还有一位名医张仲景，他是《伤寒杂病论》的编著者。据考证，张仲景的岁数比华佗小点儿，他是治疗外感天行、伤寒病的大家。

张仲景的历史记载比较少，有人说他当过长沙太守。但根据历史上一些零星片断的记载，张仲景在战乱中逃难，一路向南，先到了东吴，又到了广东岭南，也有人说到了广西桂林，所以留下一本《桂林古本伤寒论》，这本书是他的家族流传下来的，历史的真相大概就是这样。

2. 正史中没有"华佗要给曹操做开颅手术"的记载

接下来，我讲一下华佗在民间传说中的一些故事、资料，其中有演绎、以讹传讹的东西，还有一些不切实际的成分。

我讲过，学中医不能做"低级红"，也不能做"高级黑"。不是华佗的事迹，我们不能往他身上套，不能为了拔高他的形象而增加玄虚、荒诞的东西，当然也不能贬低他的存在，把他说成是外国人。

很多老百姓对华佗的印象都来自《三国演义》。其实，《三国演义》里的内容有很多演绎的、添油加醋的、渲染的、移花接木的成分……

比如我们先看华佗给曹操治病这件事。

《三国志》里记载的是，曹操生病后，华佗如实相告："你发病的时候会头眩、心慌、心乱、头痛，多针刺膈俞穴或膈关穴，能暂时得到缓解，但不能除根。"

《三国志》里没有提到华佗要给曹操做开颅手术这件事，这是《三国演义》里写的，书里编出了这样的桥段——华佗对曹操说："你的病要想除根，我得给你做开颅手术。"

正史记载，华佗可以剖腹做肠胃手术，但没有提到他会做开颅手术。

古人对头是特别讲究的，比如有一个著名的故事——曹操割发代首，讲的是他出征，正赶上麦子抽穗的时节，他就下了道命令："如果有人或马踩了麦苗，践踏了农民的田地，就要斩首。"

话音未落，他的马惊了，一下蹿到麦地，把麦苗践踏了，怎么办？军令如山，如果他处理自己，头就没了；如果不处理，军令就没了。结果，曹操就用剑把自己的头发削下来，以此作为对自己的处罚。

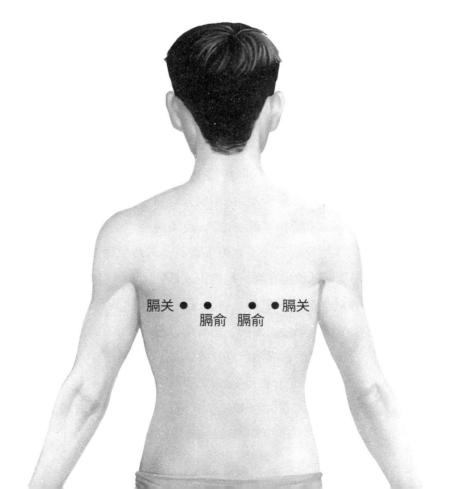

有人说："曹操是奸雄，头发怎么能跟头相比呢？"也不能这么说，因为古人讲究身体发肤受之父母，不能轻弃，所以，头发跟头一样重要。

另外，古人定情的时候，也会把几缕青丝剪下来送给相好。如果在古代，你摸人家的头或动人家的头发，都是大不敬，所以，古代有一个刑法就是剃头，剃出怪异的发型，本身也是一种处罚的手段。

古代动头发都这么讲究，更何况给人开颅做手术。所以，经过《三国演义》里罗贯中的渲染，就把矛盾激化了——一个是把华佗的医术渲染得更高了，他除了能开人的肚子，还能开人的头。《扁鹊传》说俞跗能"湔浣肠胃，漱涤脑髓"——说明他能做开颅手术，而这里一下就把华佗的医术提高了。

另一个是这件事加重了曹操的疑心："给我做开颅手术，你直接砍了我得了，这跟砍头有什么区别？"所以，对于华佗要给曹操做开颅手术这件事，我们只能存疑，因为正史没有记载，我个人也认为有点儿不符实际。

3. 史上确有关公刮骨疗毒，但跟华佗没关系

"羽尝为流矢所中，贯其左臂，后创虽愈，每至阴雨，骨常疼痛，医曰：'矢镞有毒，毒入于骨，当破臂作创，刮骨去毒，然后此患乃除耳。'羽便伸臂令医劈之。时羽适请诸将饮食相对，臂血流离，盈于盘器，而羽割炙引酒，言笑自若"

第二件事是关公刮骨疗毒。"刮骨疗毒"是一个很著名的成语，历史上确有其事。根据《三国志》记载，这件事确实发生在关公身上，但跟华佗没关系。

我们看一下《三国志·关羽传》中是怎么记载的——"羽尝为流矢所中，贯其左臂"，意思是关公曾经被流箭射中，"流矢"就是说箭是漫无目的的，不知道往哪里射，最后射中了关公。这个说法很好，意思是箭

并不是专门针对他而来的，只是他被误中了。

"贯其左臂"，《三国志》记载的是关公左臂中箭，"贯"是贯通伤——从这头进去，从那头出来。

既然是贯通伤，就说明一个情况，箭贯通了肌肉或伤了筋，可能擦伤了骨头，但没把骨头射断，不然胳膊就废了。当时的处理大概就是医生剪了箭头，把箭杆抽了出来。

"后创虽愈"（伤到肌肉叫"创"，伤到皮叫"伤"，伤到骨头叫"折"，伤到筋叫"断"，筋骨都断叫"绝"），意思是创口虽然愈合了，但"每至阴雨，骨常疼痛"——平时没事，但每到阴天或下雨的时候，左臂的骨头就感觉隐隐地疼，这说明表面好了，里面还有问题。

结果，一个医生说："矢镞有毒。"意思是箭头肯定被人抹了毒药，毒才会入于骨，这是医生的诊断。

如果想除根，"当破臂作创"——重新来一刀，把骨头上的皮、筋、肉割开，把毒刮一下，这就是"刮骨去毒"。

"然后此患乃除耳"——这么做的话，病就能从根上好了，这是《三国志》的记载。

关公非常尊重、信任医生，"羽便伸臂令医劈之"——胳膊一伸就说："来吧。"

这里的"劈"字用得有点儿狠了，准确地说，应该是切、割。关公一边让医生在那儿做手术，一边跟底下的大将们一起喝酒、吃饭（"饮""食"是两个概念）——"时羽适请诸将饮食相对"。

结果，做手术的时候，关公"臂血流离"——血喷出来，"盈于盘器"——满满地流了一盘。

现在，大家参观一些古代的遗址，还能见到盘——一种盛放东西比较浅的器皿。"举案齐眉"的"案"是带腿的小矮桌，案上放个盘，盘子里放吃的东西或碗碟。

而羽割炙引酒，言笑自若。

关公也没打麻醉药，左胳膊被人拿刀割着，右手还拿刀割肉吃（"割炙"就是割烤肉），还说："来来，把酒倒上。"一副谈笑自如的样子。

这么简短的一个故事，把关公刮骨疗伤的勇气描述得栩栩如生，记载了关公没打麻醉药进行手术的画面，但没说医生是谁。

根据这个故事，罗贯中在《三国演义》里把它演绎成了一大篇文章。

4.《三国演义》中，把关公受伤的胳膊改成右臂，直接把医生说成华佗

"时关公本是臂疼，恐慢军心，无可消遣，正与马良弈棋，闻有医者至，即召入。礼毕，赐坐。茶罢，佗请臂视之。公袒下衣袍，伸臂令佗看视。佗曰：'此乃弩箭所伤，其中有乌头之药，直透入骨；若不早治，此臂无用矣。'"

时关公本是臂疼，恐慢军心，无可消遣，正与马良弈棋，闻有医者至，既召入。礼毕，赐坐。

在这里，"医"应该是华佗。

我们注意一下罗贯中改的几处：

第一，他把关公受伤的左臂改成右臂。本来，关公耍大刀是用右手的，左手是辅助，即便平时在阴雨天左臂有点儿疼，也不太碍事。结果，到《三国演义》里被改成了右臂，这就加重了这件事的严重性。

第二，《三国志》里没说医者是谁，但在《三国演义》里直接就说是华佗——"茶罢，佗请臂视之。公袒下衣袍，伸臂令佗看视"。

结果，华佗说："此乃弩箭所伤，其中有乌头之药，直透入骨；若不早治，此臂无用矣。"在这里，明确说明医者是华佗。

第三,《三国志》里记载说箭头有毒,但没说是什么毒,而《三国演义》中直接说就是乌头。

乌头是毒药,外用不能碰到伤口,否则会引起全身麻痹,最后心脏（臓）骤停——现代医学解释为乌头碱中毒。

从古至今,乌头都被当作毒药抹在箭上去打猎,没抹药的箭头射中老虎、豹子后,可能它们暂时没事,忍着疼就跑了。但如果箭头上有毒,毒素进入血液,会影响它们的神经系统和血液循环系统,很短的时间内就会倒地毙命。

人们打仗时也会用这种毒箭,只要射到对方身上,一见血就会瞬间让其倒地不起。

这就是历朝历代乌头的用法。

《三国演义》中不仅明确说出箭头上有乌头,而且还说"若不早治,此臂无用矣"。这么说的缺陷在哪里呢?如果箭头上有乌头,当时关公就应该倒地不起,而不是贯通伤,最后还能结痂痊愈,只是到阴雨天才会有点儿疼。

因此,我个人认为,《三国演义》中记载箭头上有乌头这事不太靠谱,可能箭头会带点儿毒,但金属在身体里留下一些刮擦、碎屑,本身也会导致创口不愈合或愈合后留下隐痛。因此,这是《三国演义》里演绎的成分。

华佗还说:"你要是不早点儿治,胳膊就废了。"他又把这件事渲染得更严重了。实际上,《三国志》里仅仅记载了每到阴雨天,关公会感到疼痛,没说胳膊废了。

5. 如果医生做手术，病人流了很多血，说明医生的水准有问题

"公曰：'用何物治之？'佗曰：'某自有治法，但恐君侯惧耳。'公笑曰：'吾视死如归，有何惧哉？'佗曰：'当于静处立一标柱，上钉大环，请君侯将臂穿于环中，以绳系之，然后以被蒙其首。吾用尖刀割开皮肉，直至于骨，刮去骨上箭毒，用药敷之，以线缝其口，方可无事。但恐君侯惧耳。'公笑曰：'如此，容易！何用柱环？'令设酒席相待。公饮数杯酒毕，一面仍与马良弈棋，伸臂令佗割之。佗取尖刀在手，令一小校捧一大盆于臂下接血。佗曰：'某便下手，君侯勿惊。'公曰：'任汝医治，吾岂比世间俗子，惧痛者耶！'佗乃下刀，割开皮肉，直至于骨，骨上已青。佗用刀刮骨，悉悉有声。帐上帐下见者，皆掩面失色。公饮酒食肉，谈笑弈棋，全无痛苦之色。须臾，血流盈盆"

关公说："用何物治之？"意思是用什么治疗呢？

华佗说："我有办法，但担心您害怕。"

关公一听，对华佗说："你小看我了，我视死如归，有何惧哉？"

华佗说："我的办法就是在安静的地方立一个标柱，上面钉上大铁环，将你的胳膊贯穿于环中，用绳子绑上，再把你的脸蒙上。然后我用尖刀割开皮肉，刮去骨上的箭毒，用药敷之，最后拿线缝其口，方可无事。这就是我的解决方案，但就是怕您接受不了。"

我平时给小孩儿扎针的时候，小孩儿会哭闹，这时就需要一个人按住胳膊，一个人按住腿，然后我在他的肚子上扎针。还不能让父母按孩子的胳膊和腿，因为他们心疼孩子，虽然医生给孩子扎针是救孩子，但父母太心疼孩子了，也会下不了手。所以，一般都是让父母出去，让助手按孩子

的胳膊和腿，孩子一看父母不在，他就不闹了，因为没人袒护他。

结果，关公笑曰："如此，容易！何用柱环？"他觉得这对他是小意思，没必要用这套家伙。

令设酒席相待。公饮数杯酒毕，一面仍与马良弈棋，伸臂令佗割之。

关公设酒席款待华佗，喝了几杯酒，就告诉华佗："来吧。"

佗取尖刀在手，令一小校捧一大盆于臂下接血。

这里就好玩了，我们看《三国志》里记载的是"臂血流离，盈于盘器"，结果到《三国演义》里就变成了盆，而且是大盆。

佗曰："某便下手，君侯勿惊。"公曰："任汝医治，吾岂比世间俗子，惧痛者耶！"

关公觉得自己能跟那帮傻帽一样怕疼吗？

"佗乃下刀，割开皮肉，直至于骨，骨上已青"——关公的骨头已经发黑了。

佗用刀刮骨，悉悉有声。帐上帐下见者，皆掩面失色。

这句话是说跟关公一起下棋或陪他喝酒的人，一个个都吓得脸色煞白。

但"公饮酒食肉，谈笑弈棋，全无痛苦之色。"关公却跟没事人一样，好像刮的不是他的胳膊。

这里面有一件事，我个人认为比较真实，就是关公的骨头已经发青、发黑了，在我们医生的眼里，这叫死骨、朽骨。要想让这种骨头恢复到正常，已经不可能了，只能把它剔除，或者用药提高排异反应，让患者自己排出来，或者让医生取而代之。

"须臾，血流盈盆"，一盆血得有四五百毫升，现在人们献一次血是二百毫升，多了就是四百毫升，再多身体就受不了了。所以，"血流盈盆"有演绎成分。当然这里是以此来衬托关公的威武、勇猛、不害怕，但事实上贬低了华佗的医术。

我们现在做手术，首先面临的是止血问题，古代没有输血的技术，如果病人流那么多血，很可能会晕血、晕厥；其次，如果病人做手术时出这么多血，会模糊医生的视野。

现在西医的外科手术比较发达，西医做手术的第一件事就是用止血钳止血。他们做手术时，随着切开的层次——皮、脂肪，然后到肌肉，会用很多把止血钳，可以看出，止血是第一要务。如果医生做手术让病人流了很多血，说明水准有问题。

我个人认为，《三国演义》里描述关公流了这么多血，第一太血腥，第二不符合实际。

另一个问题是，《三国演义》里说这个医生是华佗不靠谱。我们都知道，华佗做手术是先用麻沸散将病人麻醉，等病人丧失了痛觉和意识，就跟睡着了一样，没有任何知觉，再给他做手术。做完手术，缝好伤口，敷上药膏，病人要过几天才醒来，醒来以后痛苦就没有了，这在《三国志》里就有记载。

华佗根本犯不上搞行为艺术——立个大柱子，套个大铁环，再把胳膊绑进去。《三国演义》中的一切都是在渲染、烘托一种气氛，制造一种戏剧性和画面感。

华佗是被曹操关到监狱里杀害的，时间是公元208年，就是建安十三年。虽然《三国志》里没标出关公受伤的具体年月，但根据《三国志》记载的体例，这段话的前面是刘备在蜀中称王，接下来的故事就是关公去攻打襄樊，因此可推断，他受伤治疗的故事应该就发生在这个阶段。

按史书的记载推算，他受伤应该是在建安二十四年，也就是华佗去世后十一年。因此，给关公看病的人肯定不是华佗，倒有可能是华佗的徒弟，比如吴普、樊阿……这就是给关公看病的人不是华佗的原因：第一，假如他是华佗，到那时华佗应该有一百多岁了，因为他被曹操处死前"年且百岁，仍有壮容"；第二，他做手术的时候没有用麻沸散。

华佗做手术没有用麻沸散有两种可能，第一，手术本身不大，也就是我们现在说的门诊的小手术，切开缝合，不需要麻醉，或是局麻，没必要全身麻醉；第二，即便有麻醉药，武将也不愿意用，因为不管是局麻还是全麻，麻醉药对中枢神经系统都会有影响。

历朝历代都有这样的例子，里面猛士的心态、耐力都异于常人。比如《三国演义》里有一个人，自己的眼珠子被射中了，他就把箭连眼珠子拔出来，一口吞下去，还说"父精母血不可弃也"——这是我爹妈给我的，我不能白白扔了，于是自个儿吃了，这很生猛。

因此，关公刮骨疗毒不用麻醉药，还能谈笑自若，我个人认为可以理解。只是我觉得他不应该一边做手术，一边喝酒，因为人喝完酒后血液流通更快，出血就更多了。

6. 虽说《三国演义》中给关公刮骨疗伤的医生不是华佗，但罗贯中写出了他对医生的期许

"佗刮尽其毒，敷上药，以线缝之。公大笑而起，谓众将曰：'此臂伸舒如故，并无痛矣。先生真神医也！'佗曰：'某为医一生，未尝见此。君侯真天神也！'关公箭疮既愈，设席款谢华佗。佗曰：'君侯箭疮虽治，然须爱护。切勿怒气伤触。过百日后，平复如旧矣。'关公以金百两酬之。佗曰：'某闻君侯高义，特来医治，岂望报乎！'坚辞不受，留药一帖，以敷疮口，辞别而去"

这里又在胡说八道了，当时关公做完手术"伸舒如故"，其实原来也不碍事，只是每到阴雨天疼，但做手术不可能不疼，可能敷上药以后不疼，他说："先生真神医也！"

华佗说："某为医一生，未尝见此。君侯真天神也！"

这是华佗和关公在互相吹捧，越捧越高。

一般来说，高级人物都是互相赞扬、互相吹捧，低端的人都是互相践踏、互相挖苦、互相伤害、互相贬低，以此来显示自己的价值。低和高就是这个区别。

关公箭疮既愈，设席款谢华佗。

过了几天，关公的伤口好了，设宴款谢华佗。

君侯箭疮虽治，然须爱护。切勿怒气伤触。过百日后，平复如旧矣。

华佗告诉关公，别总发火，如果动怒，金疮迸裂，就会导致旧疾复发，说完还给他留下一帖药。

关公以金百两酬之。

医生看病收取的费用取决于给谁看病，如果是给穷人看病，就不收钱；如果是给有钱有势的人看病，就多收点儿。但也不说多少钱，就看着给吧，你的命值多少钱，你给我点儿就行了。

结果华佗说："某闻君侯高义，特来医治，岂望报乎！"我是敬佩您的人品和为人的气度。"高义"就是讲义气，这是中国人的审美。

特来医治，岂望报乎！

华佗说他不要钱。

坚辞不受，留药一帖，以敷疮口，辞别而去。

"坚辞不受"不是假客气，虽说文中的医生不是华佗，但罗贯中写出了他对医生的期许，他心目中的大医大概就是这样的。

7. "刮骨疗毒" 比喻深入、彻底地把病根除掉

不论是《三国志》还是《三国演义》,手术和刮骨都是事实存在的,但关公出的血没有《三国演义》中说的那么多,《三国演义》夸大的成分居多。

我个人认为,这种病并不是关公受了箭伤以后,由于箭头带毒伤到了骨头导致的。其实,受了这种贯通伤,伤到骨,虽然肉和皮愈合了,但对骨的伤害没有解除,就会留下一种病——外伤性的骨髓炎,不仅影响骨头,而且影响骨头里的骨髓。

中医把这种病叫附骨疽,就是长到骨头上的阴疮。这种病怎么治呢?有两种办法:

一种办法是手术切开,把朽骨(即坏死的骨头)取出来,然后敷药加上吃药,长出新的骨头。

另一种办法是不做手术,就是吃药,比如阳和汤,特别适合于这种阴寒的阴疽,且本身阳气不足、顶不出来病邪的病人。阳和汤里主要有鹿角胶、麻黄、炮姜、白芥子(黄芥末),都是特别热性的药,可以补益气血,排邪外出。

吃完这个药以后,不仅阴雨天会开始疼,平时也疼,疼完了以后,患处正常的皮肤和肌肉会出现红肿、破溃、流脓,坏死的黑的朽骨也流出来,流出来后病就彻底好了。最后长出肉芽,疮口愈合、平复,这就彻底治好了附骨疽。

现在,我们一般都用"刮骨疗毒"比喻深入、彻底地把病根除。

8. 华佗确实很神奇，
但后世传说演绎的成分居多

"司马景王婴孩时，有目疾，宣王令华佗治之，出眼瞳，割其疾而内之以药"

我再讲一个关于华佗的故事。有一部热播剧叫《军师联盟》，讲的是司马懿的故事，其实，这件事跟华佗也有关系。

司马懿的老婆叫张春华，很厉害，电视剧里说司马懿是妻管严。他们的大儿子叫司马师，生下来就有眼病。我们来看一下史书上的记载。

南朝的史学家沈约写了一本《晋书》，唐朝史官修史籍的时候，选了很多《晋书》的内容。所以，有只言片语还是留下来了。

在宋朝《太平御览》第七百四十篇的《疾病部·盲》中，引用了《晋书》里的一段文字："景王婴孩时有目疾，宣王令华佗治之。出眼瞳，割去疾，而内之以药。"

在文中，宣王就是司马懿——司马师的父亲，"婴孩"就是一到三岁的孩子。

因为司马师患有眼病，司马懿就请了华佗给儿子看病。华佗是怎么治的呢？在病孩的眼瞳附近动刀，"割其疾而内之以药"——割了长出来的东西，而且给他内服了药，这样就把病治好了。

司马师一直有眼病，眼里的瘤子是他去世的一个诱因。

司马师真不愧是司马懿的长子。当时他的父亲司马懿装病，之后趁着大将军陪皇帝祭陵的时候，带着全家人发动了宫廷政变。在这件事发生的前一天，司马懿对他的两个儿子——大儿子司马师、二儿子司马昭说了一番话，说完以后，司马昭一晚上没睡着，司马师却什么事也没有。

司马懿去世后，司马师带领司马家族一步一步架空曹魏，废除皇帝，谋求自立。对于西晋的建立，司马师是在前面打了很好的基础的，可惜他英年早逝，四十八岁就去世了。接着他的弟弟司马昭继续一步一步地篡位，有个成语叫"司马昭之心，路人皆知"，比喻人所共知的野心，说的就是司马昭篡权一事。

到了司马昭的儿子司马炎的时候，正式建立了西晋，届时，他的爷爷司马懿被追封为宣皇帝，他的大伯父司马师被追封为景皇帝，他的父亲司马昭被追封为文帝，这就是司马家族的发家史。

司马师去世那年是正元二年—公元 255 年，往前推四十八年就是公元 207 年。司马师在公元 208 年出生（古人说年龄一般是虚岁），也就是说，司马师正好出生在建安十三年。

华佗被曹操处死那年也是公元 208 年，也就是说，华佗在临死前，救了司马懿的大儿子一命。

我看的电视剧里，剧情变成了华佗给张春华接生，生出司马师，这就有点儿扯。我之前讲过，《三国志》里记载的华佗医案，其中有一个是死胎不下，华佗辨别死胎是男孩还是女孩的时候，自己不动手，让别人去摸孕妇的肚子——"**在左则男，在右则女**"。所以，华佗接生这件事确实是演绎。

其实，我们做学问、做临床、讲课、看病，都需要不折不扣、基于真实的态度，才有真正的生命力，我们研究华佗的事迹，也要基于这种态度。

《针灸甲乙经》篇

第二十章

《黄帝内经》怎么
从"经"变成了"论"

皇甫谧是没有见到《黄帝内经》本经的，他见到
的是改写版。从这里也能推论出，我们现在看到
的《素问》，是东汉时期某位高人或某些高人把它
改写而成的问答体的书。

【经文】

夫医道所兴，其来久矣。上古神农，始尝草木而知百药。黄帝咨访岐伯、伯高、少俞之徒，内考五脏六府，外综经络血气色候，参之天地，验之人物，本性命，穷神极变，而针道生焉。其论至妙，雷公受业，传之于后。伊尹以亚圣之才，撰用《神农本草》以为《汤液》。中古名医有俞跗、医缓、扁鹊；秦有医和，汉有仓公，其论皆经理识本，非徒诊病而已。汉有华佗、张仲景。华佗奇方异治，施世者多，亦不能尽记其本末。

1. 靠研究整理中医典籍，撰写《针灸甲乙经》，作者皇甫谧带病生存到了六十八岁

（1）伏羲、黄帝是在天水起家的

有一次，我们游学去了甘肃天水，这个地方四季分明，真是一个避暑的好地方。

伏羲、黄帝是在天水起家的，我觉得这是有原因的，因为那里确实适宜生存。我为什么要先讲这个呢？因为我们即将学习唐代太医令王冰为《黄帝内经·素问》写的序，但从东汉末年一下跨到唐朝，中间隔了三四百年，跨度太大，而且我们要先看看《黄帝内经》怎么从"经"变成了"论"。

本章我们先了解一位甘肃籍的中医大家，也是一位历史大家——皇甫谧，《针灸甲乙经》就是他写的。

春秋战国时期，三家分晋，变成了韩、魏、赵三个国家。到了三国以后，三个国家统一归到了晋国，这里面的天道轮回不可言说。晋朝统一了天下以后，建立政权，历史上称之为西晋。

（2）写《针灸甲乙经》的皇甫谧经历很神奇

皇甫谧出生于公元215年，逝于公元282年，正好生活在东汉末年到西晋时期，他活了六十八岁，而且是带着重病活到了六十八岁，很不容易。这当然跟他后期整理研究中医典籍，撰写《针灸甲乙经》有关。

皇甫谧的家族背景很显赫，前面讲过，汉朝的选官制度是举孝廉，所以，这种家族出人才。

皇甫谧的曾祖父叫皇甫嵩，是东汉末年的一员猛将——皇甫谧的祖上有镇守雁门关的，还有镇守在甘肃附近防羌人侵入的。

皇甫嵩功绩卓著，可以说东汉末年平定黄巾起义，都是他一个人干的。

皇甫嵩的身份像谁呢？有点儿像清朝末年的曾国藩，他剿灭了太平天国。他俩的结局也很像——皇甫嵩本来可以借着功绩重整汉朝，挟天子以令诸侯，取而代之，但他没有这么做，也没有居功自傲，反而变得畏畏缩缩。别人（包括他的二儿子）劝他自立为王或操纵朝政，他都不干。最后，反而是董卓弄权——董卓原是皇甫嵩手下的一员副将，发家后把皇甫嵩关进监狱，差点儿把他杀了。

因为皇甫嵩的儿子皇甫坚寿（皇甫谧的爷爷）跟董卓有点儿交情，就跑到洛阳求情，在宴席上痛哭流涕，最后董卓才把皇甫嵩放了——董卓后来被王允和吕布合谋杀掉了。

皇甫嵩没挟天子以令诸侯，最后得以善终。

西晋建立之前，皇甫谧出生了。皇甫谧的出生也挺有意思，他生下来后被过继给他的叔叔——古代的家庭制度是一门同宗共祖，有的家庭不生育或只有女孩儿，叔伯就把自个儿的儿子过继给这个家庭，让他们传宗接代。结果，皇甫谧被过继后吃喝玩乐，走马斗狗，整天不务正业。

但他的心不坏，有一天，他弄了点儿瓜果回来孝敬他婶婶——他的婶婶是个深明大义的人，历史记载她姓任。

婶婶哭着对皇甫谧说："《孝经》说了，即便你给我三牲，拿着猪头、羊头、牛头来孝敬我，但你没有成就，没有出息，整天让父母为你操心，这就是不孝。你对我再好都没有用，你得自立，得有点儿起色。"

听完婶婶的哭诉，将近二十岁的皇甫谧被触动了。

男人有时不开窍，不开窍就会胡闹，一旦开窍了，他可能会立马变个人。

我以前讲过，有的孩子发了一次烧，烧完了以后，就会性情大变。皇甫谧被触动是受了他婶婶的言语刺激，他婶婶还说："历史上有孟母三迁，还有其他故事，我都做到了，你怎么就没有改变呢？"

于是，皇甫谧从二十岁开始发奋读书，结果一发不可收拾，最终成为一位大学问家。

他的学问不仅体现在中医方面，还体现在历史学方面。

之前我讲《史记》的时候说过，司马迁对黄帝以前的东西没有做记录，因为他拿不准，但皇甫谧是真正地研究了历史，所以，他写了帝王的事迹，可以追溯到伏羲、女娲。皇甫谧还写了《高士传》《列女传》《玄晏春秋》等书，因为他号玄晏先生，小时候叫皇甫静，长大后叫皇甫谧，字士安，祖籍甘肃灵台，也在宁夏固原待过，最后他被过继给叔叔，到了河南。

这就是皇甫谧的经历。

2. 中医的理论体系是如何建立和传承的

"夫医道所兴，其来久矣。上古神农，始尝草木而知百药。黄帝咨访岐伯、伯高、少俞之徒，内考五脏六府，外综经络血气色候，参之天地，验之人物，本性命，穷神极变，而针道生焉。其论至妙，雷公受业，传之于后"

（1）华佗死后七年，皇甫谧就出生了

皇甫谧精通中医，能给自己扎针、治病，所以他的贡献是不可或缺的，是不能被忽略的。

前面提到，皇甫谧生于公元215年，也就是建安二十年，华佗是建安十三年（公元208年）被曹操处死，也就是说，华佗死后七年皇甫谧就出生了。以这个时间点为标志，方便大家理解。

（2）"医道所兴，其来久矣"

接下来，我们看一下《针灸甲乙经》的序言："夫医道所兴，其来久矣。"

中医理论体系的建立以及传承已久，绝对不是战国或西汉时期的人编写的。

没有几千年来人们做试验去试错、改错，没有巫觋的知觉、感悟，没有师承授受的传承，没有皇家的保护，怎么可能形成中医这么庞大的理论体系？这是不可能的。

第一句话"医道所兴，其来久矣"就气势磅礴。

（3）《神农本草经》的"本"是追究药的根源、背后的东西

上古神农，始尝草木而知百药。

我们叫本草，皇甫谧说是草木，所以《神农本草经》的"本"不是木本、草本，而是追究药的根源、背后的东西。

他提到了上古神农，但没有提伏羲、女娲，因为神农不是一个人，而是一个大部族的领导人，而且神农是一个职位，很多人都当过神农。

黄帝咨访岐伯、伯高、少俞之徒。

俞在这里念 shū。

内考五脏六府，外综经络血气色候，参之天地，验之人物，本性命，穷神极变，而针道生焉。

读这些人写的书就是很畅快，因为言简意赅，每句都达其意。从这句话就能看出一个问题，皇甫谧接触到的是《素问》，没接触过《黄帝内经》。为什么？因为只有在《素问》里才有黄帝问岐伯、伯高、少俞的相关内容。

《汉书·艺文志》记载的西汉整理成经的《黄帝内经》十八卷、《黄帝外经》三十七卷应该没有传到皇甫谧那个年代。虽然皇甫谧是一个研究历

史、博览群书的人，但那时大家看到的已经不是《黄帝内经》了，而是变成了"论"。

从这句话你就能知道，皇甫谧是没有见到《黄帝内经》本经的，他见到的是改写版。从这里也能推论出，我们现在看到的《素问》，是东汉时期某位高人或某些高人把它改写而成的问答体的书。

内考五脏六府，外综经络血气色候。

这就不用说了，都是《黄帝内经》里的内容，《黄帝内经》讲的是一个大格局、大视野。

《黄帝内经》中有一句话是："善言天者，必有验于人；善言古者，必有合于今；善言人者，必有厌于己。"皇甫谧把它总结为**"参之天地"**，意思是我们是在天和地这种大格局下考虑人的生长壮老已的问题，而且只说天地都小了，我们看到的是宇宙，看到的是北极星、北斗星。

"本性命"就是追究性命的本源。

"穷神极变"的"穷"是究竟、走到尽头、追究到了极致的意思。

我跟梁冬对话《黄帝内经》时说过，风吹幡动，我们看到旗子在飘，谁让旗子飘？是风。那又是谁让风动？到最后就追究到了一点——**"穷神极变"**，意思是追究到生的根源就是"神"，"神"创造、缔造了宇宙时空的万物。

（4）"咸"是一个卦象，描述的是少男少女相见时春心萌动、互相感应的状态

而针道生焉。

因为皇甫谧讲的是《针灸甲乙经》，讲的是用针，针的背后是什么？简化字"针"（鍼）是"金"（金）字边和一个"十"字，繁体的"针"是"鍼"，一个"金"字边和一个"咸"（咸）。其实，"咸"是一个卦象，描述

的是少男少女相见时春心萌动、互相感应的状态。

因此，针下要有感应，扎针人得有气、神，要用心；被扎的人要配合，两相感应才能达到针道。现在人们扎针跟插秧似的，因为背后没有气、神。

其论至妙，雷公受业，传之于后。

看到没有？皇甫谧说"其论"，论什么？很遗憾，连皇甫谧这样的大学问家都没见过《黄帝内经》。说到这里，我们也要庆幸，能得到《玄隐遗密》是一件多么幸运的事。

你想想皇甫谧当年若得到《黄帝内经》十八卷、《黄帝外经》三十七卷，那不又是一个华佗吗？

华佗是得到《黄帝内经》《黄帝外经》的人，所以他的医术那么高明。华佗以后，不能说这些东西失传了，至少在明面上，这些东西不见了。

"雷公"是谁呢？《素问》和《灵枢》里有一个问答很有意思，黄帝向岐伯请教，当然请教的人还有伯高、少俞、少师等很多人。

后面还有一篇文章，讲的是有个学生傻了吧唧地叫雷公问黄帝，黄帝连讽刺带挖苦地给他讲了一大堆道理。最后我会讲一下这几篇文章。

这个情况有点儿像初学中医的"中医粉"提出的那种低级的问题，于是黄帝就批评他。所以，黄帝跟岐伯等人学到的医术，又传给了雷公，所以叫"其论至妙"。"妙"是什么？《道德经》中早就说了"众妙之门"，讲到了有和无的问题。

我讲过惟妙惟肖，形似叫"肖"，神似叫"妙"，形神皆备就是惟妙惟肖。

妙就是在抽象的、高级的、通神的状态下感受到的东西，就是肉眼看不到的东西，相当于视之不见，听而不闻。这就是说，皇甫谧看到的是《素问》和《灵枢》。

3.大医不仅治病，还影响你的命、运……

> "伊尹以亚圣之才，撰用《神农本草》，以为《汤液》。中古名医有俞跗、医缓、扁鹊；秦有医和，汉有仓公，其论皆经理识本，非徒诊病而已。汉有华佗、张仲景。华佗奇方异治，施世者多，亦不能尽记其本末"

（1）单味药有单味药的好处，变成复方后更是奇妙

下面话锋一转，皇甫谧又讲到了方剂的传承，他说："伊尹以亚圣之才，撰用《神农本草》，以为《汤液》。"

上面这句话非常关键，《神农本草经》论的是单味药，有它的四气五味、升降浮沉、归经。伊尹是个厨子，知道以鼎调羹，搭配、调和不同的食材、药材，让它们产生一种凝聚力、合力，产生一种每味药单独拿出来都不具备，但整个团队在一起就能发挥出来的效果。

伊尹写了本书，叫《汤液经法》。

皇甫谧不说伊尹是圣人，而说他是"亚圣"，意思就是比圣人差一点儿，比贤人过一点儿。伊尹"撰用《神农本草》，以为汤液"，就是把单味药变成了复方。

伊尹后来成了商朝的开国宰相，是一个大觋，但一般人对他撰写《汤液经法》的事不太清楚，而皇甫谧在这里提到了。

（2）中古名医有俞跗、医缓、扁鹊；秦有医和；
　　　汉有仓公、华佗、张仲景……

中古名医有俞跗、医缓、扁鹊。

俞跗是黄帝时代的名医，擅长祝由、开颅、捣脑髓；医缓讲了六淫邪气致病，讲过当君王的不要过多放纵自己的性欲。扁鹊就不用再多介绍了。

秦有医和。

病入膏肓的典故跟医和有关，这个故事讲的是"晋侯梦大厉"——晋侯做了噩梦，于是请秦国的医生医和来看病。医生没来之前，晋侯梦见有两个小人在自个儿的身体里说："有个名医要来了，咱俩赶紧跑吧。"另一个小人说："我们在膏之上，肓之下，他用针用药都打不到我们，我们不用跑。"

汉有仓公。

仓公就是淳于意，关于他的事迹前面已经讲过了。

其论皆经理识本，非徒诊病而已。

这些大医留下的诊籍也好，医案也好，都是基于《黄帝内经》的理论，让我们知道疾病的本源。在这里，"经"是通道，"理"是通地、通天，"识本"就是知道疾病的本源。

实际上，这些大医已经不仅是治病了，还影响我们的命、运，甚至影响国运。

汉有华佗、张仲景。

在历史学家的笔下提到这两个人，可见他们是真实存在的。

华佗奇方异治，施世者多，亦不能尽记其本末。

除了华佗、张仲景外，还有一些医生，用的方子也很奇特，治病的手段也很不一样。这些人在世间活动，救治老百姓的事迹也很多，我不能一一记述，但还是要先把这些重要的人列举一遍。

第二十一章

《针灸甲乙经》的理论基于《素问》《九卷》《明堂孔穴针灸治要》

从东汉到三国两晋，基本上《黄帝内经》的原文就失传了，留下来的是两本基于《黄帝内经》改写的问答书，一本叫《素问》，一本叫《九卷》（《针经》）。也就是说，大历史学家拿到的东西都是假的。

【经文】

若知直祭酒刘季琰，病发于畏恶，治之而瘥。云后九年，季琰病应发，发当有感，仍本于畏恶，病动必死，终如其言。仲景见侍中王仲宣，时年二十余，谓曰：君有病，四十当眉落，眉落半年而死。令服五石汤可免，仲宣嫌其言忤，受汤勿服。居三日，见仲宣谓曰：服汤否？仲宣曰：已服。仲景曰：色候固非服汤之诊，君何轻命也！仲宣犹不信。后二十年果眉落，后一百八十七日而死，终如其言。此二事虽扁鹊、仓公无以加也。华佗性恶矜技，终以戮死。仲景论广伊尹《汤液》为十数卷，用之多验，近代太医令王叔和，撰次仲景遗论甚精，皆可施用。按《七略》艺文志：《黄帝内经》十八卷，今有《针经》九卷，《素问》九卷，二九十八卷，即《内经》也。亦有所忘失。其论遐远，然称述多而切事少，有不编次。比按仓公传，其学皆出于是。《素问》论病精微，《九卷》原本经脉，其义深奥，不易觉也。又有《明堂孔穴》《针灸治要》皆黄帝岐伯遗事也。三部同归，文多重复，错互非一。

1. 如果你懂中医的道理，还瞎作、瞎吃，这就属于医生管不了的事，归阎王爷管

"若知直祭酒刘季琰，病发于畏恶，治之而瘥。云后九年，季琰病应发，发当有感，仍本于畏恶，病动必死，终如其言。仲景见侍中王仲宣，时年二十余，谓曰：君有病，四十当眉落，眉落半年而死。令服五石汤可免，仲宣嫌其言忤，受汤勿服。居三日，见仲宣谓曰：服汤否？仲宣曰：已服。仲景曰：色候固非服汤之诊，君何轻命也！仲宣犹不信。后二十年果眉落，后一百八十七日而死，终如其言"

（1）皇甫谧补充的有关华佗的医案

接着，皇甫谧补充了两个病例，第一个病例是华佗的。

若知直祭酒刘季琰，病发于畏恶，治之而瘥。

华佗碰到了一个病人叫刘季琰，他的官位是祭酒——主持礼部的官员，是一个很高的职位，国子监祭酒相当于教育部部长。

有人解释"畏恶"是惊恐、害怕，其实我个人的理解是畏风恶寒。

当时，华佗给他治好后留下一句话："后九年，季琰病应发，发当有感，仍本于畏恶，病动必死。"

这句话的意思是，再过九年病还会复发，发病时还会感觉惊恐、害怕、畏风恶寒。

最后，刘季琰"终如其言"，九年以后就这么死掉了。

（2）张仲景给建安七子之一的王粲治病的医案

另一个病例是张仲景的病例，张仲景的病例在历史上记载不多，难得在《针灸甲乙经》的序言里有所记载。

仲景见侍中王仲宣，时年二十余。

张仲景二十多岁时碰到了一个叫王仲宣的人，王仲宣就是王粲，字仲宣。王粲在历史上很有名，他是建安七子之一，东汉末年的大文学家。

当时王粲在魏担任侍中，建安二十二年（公元217年），他随曹操南征孙权，在打完仗回来的途中病逝，终年四十一岁。

张仲景见他时说了什么话呢？

君有病，四十当眉落，眉落半年而死。今服五石汤可免。

这句话真是不留情，告诉病人，你现在身上已经有病了，等四十岁时眉毛会脱落，半年以后，就会死掉，如果你现在吃五石汤，还可免于一死。

如果没有医患之间的极度信任，病人听了这种话肯定不高兴。结果，"仲宣嫌其言忤（wǔ）"，"忤"就是冲撞、鲁莽，忠言逆耳，病人听着不受用。

结果，张仲景给病人开了五石汤（据考证，矿物药居多）来调理眉毛脱落的病（此病极其疑似麻风病。武威出土了很多医简，其中就有恶病大风方、五石汤。麻风病让人讨厌的原因，一个是传染，另一个是得了麻风病的人会面目腐烂，最后变成狮子脸，眉毛脱落）。

东晋时期有位著名的医家叫葛洪，在他写的《抱朴子·金丹》里也提到了五石汤，方子里有朱砂、雄黄、磁石等，也就是说，用这些毒副作用比较强的矿物药才能治疗麻风病。

开了五石汤三天，张仲景问王仲宣："服汤否？"

仲宣说："已服。"

结果，张仲景说："色候固非服汤之诊，君何轻命也！"——看你的面相和气色，不像是喝了药，你为什么这么不看重自己的生命呢？

其实，病人不是不看重，而是不信——第一，不相信自个儿有病；第二，不相信自个儿活到四十岁就死了。当然，这是后话。

（3）如果你不懂中医，瞎作、瞎吃，这是"运"的问题

仲宣犹不信。

王粲被仲景这么追问，他还是不信，我想，这就是命吧。如果你不懂中医，瞎作、瞎吃，那是你不懂，这是运；如果你懂中医的道理，还瞎作、瞎吃，这就是命了，这就是医生管不了的事，"司命之所属"——属于阎王爷管的事。

结果，"后二十年果眉落，后一百八十七日而死"——说半年就半年。照这个时间算，王粲活到了四十岁。张仲景哪儿去了？他自个儿跑到广东、广西避难去了。

终如其言。

王粲最后的结局跟张仲景说的一模一样。

2. 身处乱世，一个有学问、有知识、有见地的人怎么活

"此二事虽扁鹊、仓公无以加也。华佗性恶矜技，终以戮死"

（1）研究历史的人都看得开

华佗和张仲景对病人的预后判断、对疾病的诊疗，跟扁鹊和仓公相比没有两样。其实，他们传承的都是同一套东西——《黄帝内经》的这套学问：《上经》《下经》《揆度》《阴阳》《五色诊》《石神》《接阴阳》等。

然后又评价华佗："华佗性恶矜技，终以戮死。"皇甫谧对华佗做

出这种评价是没有办法的，当时曹魏是正统，因此皇甫谧一辈子不入世做官——他从二十岁开始发奋学习，等到四十岁成名时，曹魏已经统一北方了，那时魏王下诏书请皇甫谧出来做官，他不去。

后来，西晋取代三国统一天下，司马炎（晋武帝）听说皇甫谧有学问，也是几次下诏书让他出来做官，他都不去。

为什么？研究历史的人都看得开，他们知道身处乱世，作为一个有学问、有知识、有见地的人很难自保。如果跳到那个污泥坑里，要么放弃自己的原则去做奴才，要么坚守自己的原则被砍头。

（2）"木秀于林，风必摧之；堆出于岸，流必湍之；行高于人，众必非之。"

我在讲《后汉书》时提到过，有本事的人都有点儿脾气。"矜技"是曹操给华佗强加在头上的，说华佗依仗自个儿有本事，就不给他好好治病，或者给他留一手，这是曹操对华佗的恶评。而且华佗最后确实是惨死的结局。

"木秀于林，风必摧之；堆出于岸，流必湍之；行高于人，众必非之。"没办法，有点儿本事的人就是这样的结局。

3.《伤寒杂病论》的内容没有超出伊尹《汤液经法》的范围

"仲景论广伊尹《汤液》为十数卷，用之多验，近代太医令王叔和，撰次仲景遗论甚精，皆可施用"

（1）《伤寒杂病论》是张仲景改编自《汤液经法》的吗

皇甫谧是怎么评价张仲景的呢？他说："仲景论广伊尹《汤液》为

十数卷，用之多验。"

这是对张仲景最中肯、最正确的一个评价。我们都说《伤寒杂病论》是张仲景写的，其实根本不是。张仲景是在伊尹《汤液经法》的基础上，自个儿重新编辑整理的，而且改了很多道家方子的名字。

为什么改了？因为东汉末年黄巾起义，打的就是道教的旗号，张仲景作为一名政府官员——长沙太守，很避讳用道家的这些东西，于是就把很多方子的名字改了，比如阳旦汤改成桂枝汤，朱雀汤改成黄连阿胶鸡子黄汤，勾陈汤、螣蛇汤等方子在《伤寒杂病论》里都见不着。其实，这些方子都有，只是被张仲景改了名字，这也是历史局限。

在皇甫谧的记载里，我们溯本求源，就能知道《伤寒杂病论》的内容没有超出伊尹《汤液经法》的范围。

到南北朝的时候，南方出现了一位伟大的中医继承发扬者，这个人就是陶弘景，他对中医学术的继承、发展做出了很大贡献。

陶弘景写了本书叫《辅行诀》，在张仲景之后，他很中肯地提到张仲景把伊尹的《汤液经法》改编成了《伤寒杂病论》——陶弘景没按《伤寒杂病论》的体例去写，而是从三百六十五种方子里提取了六十种方子，原汁原味地都保留了下来。

我们是通过敦煌的遗书发现了陶弘景的《辅行诀》，这才理解了《伤寒杂病论》里一些方子的来由、用法、君臣佐使的配伍等，否则我们真没办法理解。

大家都知道《黄帝内经》《伤寒杂病论》是我们学中医的理论必备，但不知道张仲景为什么那么写，就让人很痛苦。

（2）如果没有王叔和，张仲景的《伤寒杂病论》就流传不下来

《伤寒杂病论》经过张仲景的编辑整理后开始流传，但经过三国的战乱后，到了西晋时期，又散失了很多。

当时出现了"近代太医令王叔和，撰次仲景遗论甚精，皆可

施用"。王叔和跟皇甫谧基本是同时代的人,王叔和从公元210年活到公元280年,他们的岁数差不多,但王叔和是太医令,名熙。他的贡献主要体现在这两个方面:第一,他整理了《伤寒杂病论》;第二,他整理了扁鹊的《脉经》。也就是说,在战乱中很多经典失去的状况下,他把医学典籍编辑整理了。

如果没有王叔和,张仲景的《伤寒杂病论》就流传不下来。所以说,我们现在看到的《伤寒论》和《金匮要略》是王叔和整理的。但也有一些人诟病,认为王叔和在里面掺杂了个人的东西,导致典籍不圆满。其实,比起能保存下来,修改算什么? 这是很难得的。

在《针灸甲乙经》的序言里,这些历史人物都"同框"出现,让我们得以一睹故人的风采。

4. 从东汉到三国两晋,基本上《黄帝内经》的原文就失传了

"按《七略》、艺文志:《黄帝内经》十八卷,今有《针经》九卷,《素问》九卷,二九十八卷,即《内经》也。亦有所亡失。其论遐远,然称述多而切事少,有不编次。比按仓公传,其学皆出于是。《素问》论病精微,《九卷》原本经脉,其义深奥,不易觉也。又有《明堂孔穴》、《针灸治要》,皆黄帝岐伯遗事也。三部同归,文多重复,错互非一"

(1)《素问》《九卷》是基于《黄帝内经》改写的问答书

接着皇甫谧评论了一下自个儿写的书。

按《七略》、艺文志:《黄帝内经》十八卷,今有《针经》九卷,《素问》九卷,二九十八卷,即《内经》也。

皇甫谧就这么靠自己的想象去凑《黄帝内经》，这是两码事。换句话说，即便你把《黄帝内经》凑齐了，《黄帝外经》你也没凑齐。

悲哀的是，从东汉到三国两晋，基本上《黄帝内经》的原文就失传了，留下来的是两本基于《黄帝内经》改写的问答书，一本叫《素问》，一本叫《九卷》(《针经》)。也就是说，大历史学家拿到的东西都是假的。

亦有所忘失。其论遐远，而称述多而切事少，有不编次。

即便我拿到这两本书，有的内容也丢掉了，有的理论好高骛远，不切实际，对临床应用没有太多帮助，而且编排体系也比较乱，前后顺序不太合理。

我讲过田忌赛马的故事，同样的马，出场顺序不一样，最后的结果也不一样。所以，我跟梁冬对话《黄帝内经》时，为什么没按原文的顺序讲？因为我是给初学者讲的。第一篇讲《上古天真论》，改变三观；第二篇讲《四气调神大论》，讲一下天；第三篇讲《异法方宜论》，讲一下地；第四篇讲《金匮真言论》，讲一下五行，即时空对应的关系；第五篇讲《天年》，讲一下人。今后，我还会讲《通天》《阴阳二十五人》等。

因此，编次很重要，不然读者一头扎进去，要么水太深，要么水太浅——水太深你觉得蒙，水太浅你又觉得没劲，都不利于持久、深入地钻研这本书。

皇甫谧说："比按仓公传，其学皆出于是。"这句话就不对了，仓公没有学习《素问》，他学的是《上经》《下经》《阴阳》《揆度》，等等。此时哪有《素问》？《素问》是根据仓公的书改写的。

"《素问》论病精微"，仓公留下的那二十五例医案，那种精微、抽象的程度，确实不是我们能理解的。

然后他说："《九卷》原本经脉，其义深奥，不易觉也。"《九卷》跟《素问》是相对的，这本书是从《黄帝内经》里有关经脉腧穴的学问中节选出来的，也删了很多。

"其义深奥，不易觉也"，说的就是一般人读不懂。

（2）皇甫谧的理论基础之一:《明堂孔穴针灸治要》

皇甫谧又得到另一本书叫《明堂孔穴针灸治要》。其实，他的理论基于三本书——《素问》《九卷》《明堂孔穴针灸治要》。

什么是"明堂"？真正的明堂是皇帝祭天的场所，相当于现在的天坛。我们去洛阳时参观了明堂的遗址，基本上就是下方上圆，朝不同的方位开着各种窗户，就是用来观测星象的，而且只有皇帝或君主能坐在明堂。所以，他说的"明堂"，其实就是巫觋夜观天象、作法降神的地方。

所以，"《明堂孔穴》"是基于天象，对应人身的书，讲的就是腧穴。这本书失传了，但经过《针灸甲乙经》的编次保留了下来，所以，我们也间接地知道这本书的内容。

"皆黄帝岐伯遗事也"，意思是这本书也是通过黄帝和岐伯的问答写的。

因此，"三部同归，文多重复，错互非一"，把这三本书放在一起读，就是因为它们的根源是一样的，文章互相有重叠、重复的地方。而且以经解经、以经校经，互相也会在传抄的过程中错简、错漏，因此也有错误的地方。

第二十二章

不懂天文历法，基本上就不要谈中医，因为你的格局太小、视野太窄

对一个普通人来讲，皇甫谧讲的一些道理，他可能用不上，也理解不了。但如果想往更深的层次学习中医，这些比较枯燥、晦涩、难懂的理论，皇甫谧还是做了保留，给后世的医生提供将来可以进步的空间。

【经文】

甘露中，吾病风加苦聋，百日方治，要皆浅近。乃撰集三部，使事类相从。删其浮辞，除其重复，论其精要，至为十二卷。《易》曰：观其所聚，而天地之情事见矣。况物理乎。事类相从，聚之义也。夫受先人之体，有八尺之躯，而不知医事，此所谓游魂耳。若不精通于医道，虽有忠孝之心，仁慈之性，君父危困，赤子涂地，无以济之。此固圣贤所以精思极论，尽其理也。由此言之，焉可忽乎。其本论，其文有理，虽不切于近事，不甚删也。若必精要，俟其闲暇，当撰核。以为教经云尔。

1. 观天地星系的运行、背后的气，就能理解人物、事物、植物、动物的道理

"甘露中，吾病风加苦聋，百日方治，要皆浅近。乃撰集三部，使事类相从。删其浮辞，除其重复，论其精要，至为十二卷。《易》曰：观其所聚，而天地之情事见矣。况物理乎。事类相从，聚之义也"

（1）中风偏瘫后，皇甫谧靠整理、编撰《素问》《九卷》《明堂孔穴针灸治要》带病延年

皇甫谧拿到《明堂孔穴针灸治要》这本书后，"甘露中，吾病风加苦聋"。"甘露中"是甘露年间，也就是他四十二岁的时候（公元256年），得了风病——我们理解为中风，就是偏瘫，而且耳朵也听不太清楚。

他花了一百天的时间"方治，要皆浅近"，用了很多方法给自己治疗，包括服药、针刺、艾灸等，但效果都不尽如人意。这就是没有接触它的核心，不知道根本。

从这句话我们可以看出，皇甫谧是带病延年的，拖着病躯一直在工作，整理书籍。他把这三本书放在一起，"使事类相从。删其浮辞，除其重复，论其精要，为十二卷"。也就是说，他最后把《素问》《九卷》《明堂孔穴针灸治要》编成了十二卷。

最后，他感慨了一句："《易》曰：观其所聚，而天地之情事见矣。况物理乎。"

《易经》是一本观察星象的书，观天地星系的运行、背后的气，就能理解人物、事物、植物、动物的道理。

"事类相从，聚之义也"，然后我们就能理解它背后的道。

（2）凡是能聚在一起的东西，都偏阴寒；
　　　凡是散成无形的东西，背后都有阳气的鼓动

其实，简单的几句话就可以把序言的最后说完，但为什么我不那么做呢？因为古人确实落笔到最后都是精彩的、含义很深的，跳过去有点儿可惜。

《易》曰：观其所聚，则天地之情事见矣。况物理乎。

古人认识问题是透过质（有形有质的东西）去观察背后操纵它的能量、信息和方向。

怎么理解这件事呢？如果你了解中医哲学，记住一句话就能剖析很多事——"阳化气，阴成形"。聚是一团火，散是满天星，聚在一起的东西，背后有核心的东西在操纵或吸引它。而且，凡是能聚在一起的东西，都偏阴寒；凡是散成无形的东西，背后都有阳气的鼓动。

为什么说这句话呢？《易经》是研究天文、星象、历法的一本书，从伏羲、神农传到黄帝，再往下传到文王，它经历了几次演变。

历法的演变是从十月历到十二月历，然后到五运六气的历，都在不停地改变，而且每次改变都伴随着革命，伴随着皇权的更迭。现在看来，后羿射日、夸父逐日、嫦娥奔月、女娲补天等传说的背后，都是对历法的改变。

（3）不懂天文历法，基本上就不要谈中医

中国人从来都崇尚天道，也就是说，我们很渺小，在天地之间，日月星辰都对我们有影响，我们是在这种大的格局下去观察人。所以，不懂天文历法，基本上就不要谈中医，因为你的格局太小、视野太窄，解决问题的方案也不符合天道。

因此，皇甫谧前面讲的是《针灸甲乙经》的编撰，后面马上就谈到了天文和历法。

我个人猜想，皇甫谧是觉得他讲的针灸知识，背后要有一个更大的理论作为依托，希望大家能懂《易经》，懂天文历法，然后在观测天地、日月星辰的变化中去感应巫觋的传承。

作为一位医生，应该有这种修为、修炼。在这种情况下，再看天地间发生的事，你就能释然。

为什么我会发出这种感慨？你想想皇甫谧生活的年代，他出生时，是汉献帝在位；等他成名时，已经变成了曹魏的天下，曹丕已经称帝了；等他快死的时候，又赶上了西晋，司马炎自立为晋武帝。

因此，面对这种世间的纷乱，作为一个文人、历史学家，内心得有答案、解释，不然的话，太让人把握不定了。

因此，这句话是引喻。就是说了解一下天象、天道，要知道天下合久必分，分久必合，更何况是人物、动物、植物。

在这里，我强调一点。前文讲郭玉的时候，说到郭玉的老师叫程高，程高的老师是涪翁，涪翁要过饭，在江边钓过鱼，程高就学涪翁不入世。为什么不入世？当时王莽篡权后天下大乱，如果有人入世，就会被卷入更大的旋涡中。所以，作为一个研究道家学问的人，没必要跟时局搅和。

皇甫谧一辈子也是这样的，二十岁前吃喝玩乐，打架斗殴，二十岁后发奋读书，四十岁成名，当时曹魏派宰相征召他入朝当官，他就不去。后来，等司马炎篡位夺权，成立西晋以后，屡次征召他，他还是不去。最后，司马炎派人送了一车书给皇甫谧，干脆大家都体面地有台阶下。

在自己写的书、写的文章中，皇甫谧一直表述自己是草莽之人，说自己虽然好读书，但没有那种心理素质跟朝廷的人周旋；而司马炎送书给他也是给自己台阶下，表明自己高风亮节，这么做是在敬慕高贤，礼贤下士。

皇甫谧一辈子都在躲事，躲在书屋里整理典籍。谁都想当皇帝，但这种中华的文脉，这种经典得传承下去，还得有人来做。所以，皇甫谧最后很悲凉地说了这些话，其意义在于揭示看病、治国也是如此，背后都有一种天道、地理、人德。

（4）同声相应，同气相求

我们经常说一句话叫"同声相应，同气相求"，意思是我们看到的各种事好像不搭，但从背后的气、能量推动的角度来理解，受同一种气感应、感染的就是一类，这就是取类比象——透过有形有质的、肉眼看到的东西，去追溯其背后的东西。

所以，在五行的分类中，会把各种东西联系在一起，归到一类。比如东方生木，木生风，主青色，主的脏（臟）器是肝脏（臟）、胆囊，主的情绪是生气、愤怒，主的味道是辛酸——把这些都归到了一起，这是我们认识事物的一个主要方法。所以，物以类聚，人以群分，就是"事类相从，聚之义也"。

皇甫谧在这里隐隐地表达了一个意思：我之所以不入朝跟那些人为伍，就是因为我意识到自己跟他们不是一类人。但慑于这些有权有势人的淫威，他只能苟全性命于乱世。比如诸葛亮说过："臣本布衣，躬耕于南阳，苟全性命于乱世，不求闻达于诸侯。"当然，诸葛亮年轻有为，以退为进，看中了天下要大变，所以，最后他出来折腾一番。

其实，皇甫谧跟他的曾祖父一样，本来大权在握，可以一揽朝政，然后为所欲为，但没那么做。所以，这个家族很有意思。

真正做学问的人，"世事洞明皆学问，人情练达即文章"。

皇甫谧最后豁达到什么程度呢？他临死前，写了篇文章嘱咐两个儿子："我死了以后，你们找一个不毛之地，挖个坑把我埋了。我不要石棺，要薄葬。我来自土地，也要复归土地，为什么要隔着石头，让我的肉体腐烂不得入土？所以，你们也别给我陪葬任何奢华的东西，给我穿上旧衣服，干净就行，把我包裹一下埋在土里，让我回归土地。"

这篇《笃终论》有点儿像《庄子·外篇·至乐》里的"鼓盆而歌"，大家死了亲人都很难受，但皇甫谧不是那么认为的。

因此，从皇甫谧的一生来看，我觉得他真是一个经历过事，而且想通、想开了的，很豁达的人。"事类相从，聚之义也""竖子不足与谋"，就是说在我看不起你们的时候，我才不跟你们一块儿混。

2. 本能没了，意识又跟不上，最可悲

"夫受先人之体，有八尺之躯，而不知医事，此所谓游魂耳。若不精通于医道，虽有忠孝之心，仁慈之性，君父危困，赤子涂地，无以济之。此固圣贤所以精思极论，尽其理也"

（1）生而为人是一件多么幸运的事

接着皇甫谧开始讲人，他说："夫受先人之体，有八尺之躯，而不知医事，此所谓游魂耳。"

这句话掷地有声，首先说人得天地之全气，动物、植物得天地之偏气。所以，生而为人是一件多么幸运的事。

然后"有八尺之躯"。近现代的一尺约等于三十三点三厘米，很多人认为八尺就是两米六左右，其实不是这样算的。汉代的尺子沿袭秦制，根据从洛阳汉皇帝的墓中挖出来的骨尺（骨头做的尺子），还有其他考古发掘出的尺子对照，汉朝的一尺相当于现在的二十三点六厘米，所以，"八尺"折算下来差不多是一米八八点八，古人真是伟岸。我看《三国演义》中说诸葛亮就身高八尺，相貌堂堂，确实，这么高的个儿，放在现在也是好体格；另外，关羽身高九尺，就是两米多；吕布身高一丈，他更高；刘备比较矮，身高七尺五寸，就是一米七几；曹操更矮，身高六尺八寸，就是一米六几。

（2）虽有伟岸的身体，但活得身心分离，
　　也是很悲哀的

什么是"游魂"？就是身心分离的行尸走肉。"八尺之躯"是有形的东西，但魂在外面飘着，游魂的背后是一具行尸走肉，这太悲哀了。

皇甫谧强调的是"知医事"。我讲过动物没有医院，没有医生，为什么能存活到现在？因为动物都有一种本能——自己找东西吃。我看过一段视频，内容是一只猴子被电打了以后就死了，结果一只老猴子过来翻来覆去地给它做胸外按摩——拍打、捶打，最后愣是把它救活了；还有一段视频讲的是一只鸟死掉了，另一只鸟上来不停地啄它、翻它，最后也被救活了。

这些东西你可以不知，但你要保持本能，不能把本能丢掉。如果丢了本能，自个儿又不知，最可悲了。

其实，皇甫谧在近一千八百年前说的话，到现在依然适用，一点儿都不过时。古人云："为人父母者不知医为不慈，为人子女者不知医为不孝。"这句话跟皇甫谧的说法一脉相承。

（3）虽有忠孝之心，但长辈因病陷入危和困时，
　　你拿什么来帮助他们度过苦厄

他后面说："若不精通于医道，虽有忠孝之心，仁慈之性，君父危困，赤子涂地，无以济之。此固圣贤所以精思极论，尽其理也。"你看，慈和孝都说了，是吧？

他前面说"知医事"，在这里说要"精通于医道"——一定要懂点儿中医知识、中医哲学，接受中医的价值观，然后去实践中医的方法论。

"虽有忠孝之心，仁慈之性"，但赶上"君父危困，赤子涂地，无以济之"时，你不"知医事"、不精通医理，君是你的领导，父是你的

长辈，他们因病陷入危和困（危是在高高的山上站着，危如立卵；困是没有出路），这时你束手无策，甚至只能让他们坐以待毙。"赤子"指晚辈，"涂地"是指"肝脑涂地"，也就是脑浆涂在地上，现在流行一句话："把人摁到地上摩擦、摩擦。"其实，"涂地"代表一种悲惨的境遇。还是那句话："本能没了，意识又跟不上，最可悲。""无以济之"，就是没有办法帮助他度过这种苦厄。

此固圣贤所以精思极论，尽其理也。

因此，从伏羲、女娲、神农、黄帝才传下来这么大篇幅的、精妙正确的医理，供大家学习。这也反衬出皇甫谧做这份工作的重要性——"尽其理也"。

3. 皇甫谧整理的典籍，给医生提供了进步的空间

"由此言之，焉可忽乎。其本论，其文有理，尽不切于近事，不甚删也。若必精要，侯其闲暇，当撰核。以为教经云尔"

从这个角度来看，我们怎么能忽略对医学的学习和研究？怎么能忽略对几千年来积累的中医经验和理论的继承？

其本论，其文有理。

我总结的《素问》《灵枢》《明堂孔穴针灸治要》，从根本上说，文章是有文采、有道理的，不是说为了讲道理而言辞粗鄙，内容和表达方式都是上等的。

当然有些理论"尽不切于近事，不甚删也"。对一个普通人来讲，皇甫谧讲的一些道理，他可能用不上，也理解不了。但如果想往更深的层

次学习中医，这些比较枯燥、晦涩、难懂的理论，皇甫谧还是做了保留，给后世的医生提供将来可以进步的空间，所以叫"不甚删也"。

若必精要，俟其闲暇。

如果大家需要这些精品，等我日后有了闲暇，一定"当撰核。以为教经云尔"——以此为核心，教大家学习、掌握、运用这些经典。也就是说，我编书只是万里长征的第一步，大家能看懂多少算多少，等我以后有了闲暇，精力充沛了，干脆开门授课给大家讲一讲。

第二十三章
《针灸甲乙经》说什么

我们现在读到这本书，要感谢这几千年来中华民族的优秀子孙，在不断地继承、校正、修订，我们才有今天的书可读。

1.《针灸甲乙经》是一本非常好的 理论联系实际的中医著作

（1）《针灸甲乙经》是《素问》《灵枢》《明堂孔穴针灸治要》 的大集成

以上就是《针灸甲乙经》序言的所有内容，接下来我介绍一下《针灸甲乙经》的大概内容。

《针灸甲乙经》是《素问》《灵枢》《明堂孔穴针灸治要》的大集成，而且编撰也是按照自己的顺序和体例来做的。

西晋以后，东晋、南北朝、隋、唐、宋等朝代，《针灸甲乙经》基本上成为医生必学的课本。因为大家对《黄帝内经》没有继承，只有这本书能成为他们的依靠。而且这本书的编撰者非常体谅学习的人，内容由浅入深，通俗易懂。它厘定的穴位、经脉确实比《黄帝内经》的原文更自然、更容易掌握。

这本书共有十二卷，分成一百二十八篇，前六卷讲的是基础理论，后六卷讲的对各种疾病的治疗，包括病因、病机、症状、诊断、取穴、治法、预后等。对临床医生来讲，非常容易接受，上手非常快。而且他把经脉的分布按经分类，厘定了腧穴的定位，讲述了各个穴位的适应证和禁忌，以及针刺的深度与艾灸的壮数。因此，《针灸甲乙经》是一本非常好的理论联系实际的著作。

《针灸甲乙经》厘定了三百四十八个经穴，其中单穴有四十九个，双穴有二百九十九个，离三百六十五个还差点儿。

我建议，从事与针灸相关工作的人，还是要读一读这本书。因为它影响后世很多，比如宋朝的王惟一就依照这本书改写了《铜人腧穴针灸图经》，内容基本上没有超出《针灸甲乙经》的范围。后来的《针灸资生经》《针灸聚英》《针灸大成》等书，都是在这本书的基础上发展起来的。

因此，皇甫谧很伟大，《针灸甲乙经》值得我们好好学习。

（2）皇甫谧没有见到真正的《黄帝内经》，他见到的是改写版的《素问》和《灵枢》

接下来我讲一下，皇甫谧之后《素问》和《灵枢》的传承。

首先，我们要明确一点，皇甫谧没有见到真正的《黄帝内经》，他见到的是改写版的《素问》和《灵枢》。

皇甫谧生于公元215年，大概两百年以后就到了南北朝时期。西晋持续了五十一年，司马炎取代曹魏，统一东吴以后，其实西晋也就存活了三十七年。

司马炎作为一个开国皇帝，前半段励精图治，后半段就开始胡闹，而且他把大量异族人引入中原、边疆地区，为五胡乱华埋下了严重的祸根。

为什么引进异族人呢？因为他们总是篡位夺权。汉族是讲伦理的，像皇甫谧的曾祖和皇甫谧本人，就拒绝跟这些乱臣贼子合作。但当时要打仗，要用人，就得用那些不讲伦理道德的人，因此引进了一大批没有受过正统的中华文明熏陶、没有伦理道德思想的人，就造成了这种局面。这个问题持续了很久，到唐宋时期还存在。

司马衷统治时期发生了八王之乱，然后永嘉南渡，司马睿建立了东晋。东晋王朝持续了一百〇四年，最后被刘裕取而代之。

在南朝齐梁时期出了一位医学家，名叫全元起，他写过一本书叫《素问训解》，是《素问》的注解本。这本书的名字在《隋书·经籍志》里有记载。《隋书》是后人修的史书，记录的是隋朝的历史，跟《汉书·艺文志》一样，把当时政府收集到的一些经典进行了登记。

《素问训解》是第一本注解《素问》的典籍，所以保留了《素问》的原貌。这本书到宋朝时还在，但后来失传了。我们从后人对它的引用，对这种体例的照搬照抄，还能感觉到这本书的价值。

全元起在历史上的记载不多，但从零星的判断来看，他本身就是一位医生，而且医术很高明。但从他对《素问》的训解来看，水平不是很高。比如他说："'素'就是本来的样子，'问'是问答。"这种解释就不对。"易初始素"，"素"是一个很高级的词汇，代表了道家对世界本原的一种认识。所以，《黄帝内经》被改成《素问》，以及后世注解《素问》以后，我们会感到逐渐在低俗化、庸俗化这一经典。

这就是公元420年前后的事。

接下来不到两百年的时间，就到了公元581年，这时隋朝建立了。隋朝统一了天下，国泰民安，国家又有了能力去征集书籍，而且安排了专职的官员去编纂、整理。这时出了一位中医大家，叫杨上善，他活了九十三岁，从隋朝一直活到了唐初。

他大约在十一岁的时候出家当了道士。为什么我知道得这么详细呢？因为后人挖掘出一座唐代的墓碑，在上面发现了杨上善的墓志，记载得非常详细。

唐朝建立时，杨上善已经七十二岁了，看到太平盛世要来了，他就入朝做了文官，整理了很多史书，特别是一些道家的书。最后，他九十二岁告老还乡，九十三岁就在家去世了，这就是寿终正寝。

他最大的贡献是根据手上的资料，包括全元起的资料，还有他收集来的其他资料，把《黄帝内经》的改写本《素问》《灵枢》重新编撰，编成了《黄帝内经太素》。

我在讲三申道长撰写的《玄隐遗密》时说过，《玄隐遗密》里面将《黄帝内经》十八卷分成了十八个篇目，其中有一篇就叫"太素"，还有"太易""太初""太始""太无""太无""太常""太昊""太朴""太华""太虚""太微"，等等。

结果，传到公元600年的时候，基本上大家都把《黄帝内经》的一个篇章当成了《黄帝内经》本身。

可以说，《黄帝内经太素》这个版本是杨上善依托官方、政府背景编撰而成的，因此，学术价值非常高。但可惜的是，这本书在北宋时期就失传了。直到十九世纪，有日本学者在日本的仁和寺发现了《太素》的残卷（一共有三十卷，发现了二十三卷），是唐朝的鉴真和尚带到日本的，后来清朝杨守敬出使日本时把这二十三卷取了回来，或者是拍了照，最后大家又重新校刊。后来又找到两卷，一共二十五卷，这就是现在最完善的《太素》的版本。

另外，杨上善还注解过道家经典。所以，他既是一个德高望重的道人，也是一个中医大家。

2. 学习《黄帝内经太素》，对我们理解《黄帝内经》很有帮助

（1）第一卷叫《摄生》

我们现在看到的《黄帝内经太素》版本，是王洪图教授点检的《黄帝内经太素》。如果你专门研究《黄帝内经》，可以看一下这本书。其实，这本书的内容跟后期我们要讲的《黄帝内经·素问》差别不大。

杨上善编排的底本和王冰的是一样的，都是基于《素问》和《灵枢》。但杨上善编排的体例、编辑的方法和王冰的不一样。

我对杨上善非常尊重。首先，他是一个修道的人，出家做道士；其次，他七十多岁入朝为官，整理典籍。

我们现在根据能拿到的，特别是从日本传回来的残卷，按照它的编排体例学习，对我们理解《黄帝内经》很有帮助。

我非常佩服杨上善的编辑方法。我的感觉是，王冰的版本是给普通人看的，而杨上善的版本是给更为专业的人看的。

接下来，我们看一下《黄帝内经太素》的体例。第一卷和第二卷的主要标题是"摄生"。

延伸阅读 ｜ 所谓"摄生"，就是把自己的心和意统一起来

"摄"是控制节奏，把握方向。为什么叫"摄生"呢？由着你的性子来，如果你活得太刻意、太人为，就会很痛苦，所以，我们要把自己的心和意统一，这就叫"摄生"。

我们现在都讲养生、谋生、营生，所以，"摄生"的立意是很高的。

《摄生》的第一卷现在丢了，但我们从拿到的王冰版《黄帝内经·素问》来看，其实可以把有关"摄生"的内容补上，何况我们现在还有《玄隐遗密》。

（2）第二卷中的第一篇：《顺养》篇

第二卷保留下来了，也叫《摄生》。第二卷很有意思，其中第一篇叫《顺养》，《顺养》就是顺应天地的自然变化去养自己的生，但现在人们都是反着来、横着来。

《黄帝内经·灵枢》第二十九篇是《师传篇》，讲的是治国、统治天下、管理人民。《顺养》将这部分节选了出来，还节选了《黄帝内经·素问》里的《宣明五气篇》和《黄帝内经·灵枢》里的《九针论》的一些内容，他

认为这些内容都跟顺养有关。

最后一部分，也是最关键的一部分，他讲的是顺应四气，也就是现在王冰版的《素问·四气调神大论》的全部。

这就是《顺养》的整个篇幅。第一，劝皇帝治理国家要顺应民心；第二，劝普通人防病、养生要顺应四季的变化。这就叫"顺"，这样的立意就很高。

我说过，我们判断一个人的症状、体征、各项指标的异常，第一反应是它是顺还是逆，先判断顺逆，再去看它的阴阳表里，看它的虚实寒热，再给它定位、定性。

（3）第二卷中的第二篇：《六气》篇

第二篇叫《六气》，讲的是人体的精气、精液、血脉。大家认为这些东西有的是固体，有的是半固体，有的是液体，有的是气体，有的根本看不见，但它存在。在这篇里，杨上善认为它们都是气，背后都是气在推动，都是由气凝聚而成的。

《六气》讲的是人体最基本的物质能量的形态。这篇选自《黄帝内经·灵枢》第三十篇——《决气篇》，基本上讲了精、气、神中最基本的精、气的含义，这篇的立意也很高。

（4）第二卷中的第三篇：《九气》篇

第三篇叫《九气》，选自王冰版的《黄帝内经·素问》第三十九篇——《举痛论篇》。

本篇讲的是人的情绪，也就是喜、怒、忧、思、悲、恐、惊，再加上寒、热、劳。其实，这就讲到了精、气、神的一个更高级的阶段，即情绪和情感。因此，这篇就被统归到《九气》，主要论述了九种动态的变化，以及它们对心理的影响。

（5）第二卷中的第四篇:《调食》篇

《摄生》卷的第四篇叫《调食》，讲的是怎么吃、怎么喝。这篇很高级，选自《黄帝内经·灵枢》的《五味篇》和《黄帝内经·素问》的《宣明五气篇》。也就是说，他把所有跟饮食、营养有关的内容都整理在了一篇里。看完这一篇，至少你平时吃什么、喝什么，到了什么时候应该吃什么、喝什么，怎么吃、怎么喝、怎么配伍等问题，都讲清楚了。

（6）第二卷中的最后一篇:《寿限》篇

最后一篇叫《寿限》，讲的是生命的质量，要保证活得长，还要活得舒服。这篇主要选自《黄帝内经·灵枢·天年篇》和《黄帝内经·素问·上古天真论篇》。其实，这两篇的内容我跟梁冬在对话《黄帝内经》时已经讲过了，虽然当时我没看到这本书，但我们的编排思路跟杨上善老先生的思路是接近的——暗合古人、暗合古意。

如果内容一样，但编排顺序不一样，效果也会大有不同，这和田忌赛马是一样的道理。

我建议一些专业人士，也就是中医业内人士，读一下这本书。如果读腻了《黄帝内经·素问》《黄帝内经·灵枢》，可以换一种编排方法读一下《黄帝内经太素》，以此来开阔思路、视野。

以上内容就是我对杨上善的《黄帝内经太素》的介绍，这是一本很值得专业人士去读的参考书。

3. 对中医学做出最大贡献的就是王冰的版本

（1）整理《黄帝内经》的作者王冰是一位道人

最后，我讲一下唐朝的太医令王冰。王冰，号启玄子、启元子，他也是一位很伟大的道人。

在南北朝时期，出过两位著名的道人，一位是葛洪，另一位是陶弘景。

道家跟中医本身就是一种密不可分的关系。整理《黄帝内经》的也是两位道人，一位是杨上善，另一位是王冰。

王冰的出生年代比杨上善晚了大概一百二十年。我们把历史传承的次第捋一下：皇甫谧生于公元215年，隔了大概两百年，就到了全元起；又过了不到两百年，就是杨上善；再过了大概一百二十年，就到了王冰。

王冰生活在唐朝的盛世，他在宝应年间当了太仆令（太医院的最高行政长官，也是学术带头人）。王冰也是高寿，活了九十五岁，因为他从小就慕道，好养生、好修习。所以，他是经过个人努力，加上老师给他的传承、政府的资助来广为收集古籍的。

其实，全元起和皇甫谧、王冰看到的都是同一个版本——根据《黄帝内经》改写的《素问》和《灵枢》，因此存在残缺、错乱、遗失的问题。所以，王冰做了一次完全的整理，大概用了十二年的时间，从老师那里得到一个秘本，完成了对《素问》的校注（校是校对，点是标点，注是注音），将二十四卷合成了八十一篇。

王冰是怎么编的呢？把《阴阳大论》加到了《素问》里，其实，《阴阳大论》应该是另成一篇的。另外，王冰对五运六气也有深入的研究。

（2）对中医学发展做出最大贡献的书之一，就是王冰版的《素问》

对中医学发展有影响，做出最大贡献的书之一就是王冰的版本。这个版本的《素问》能流传到现在，要感谢北宋时期通过官方整理、编次、修订的文献。在嘉祐二年（公元1057年），也就是距王冰生活的唐代三百多年以后，北宋建立了校正医书局。当时著名的医家学者林亿和其他人一起校订了《嘉祐补注神农本草》二十卷，也完成《素问》《灵枢》《难经》《伤寒论》《金匮要略》《脉经》《诸病源候论》《千金要方》《千金翼方》《外台秘要》等唐以前著名医书的校订刊印。这真是一个伟大的贡献。

王冰版《素问》传到宋朝时，经过了三百多年的流传，存在各种错误，而林亿收集各种版本，校订的错误就有六千多字。

我们现在读到这本书，要感谢这几千年来中华民族的优秀子孙，在不断地继承、校正、修订，我们才有今天的书可读。

以上就是《黄帝内经》的源流过程，我大概将其捋清楚了。

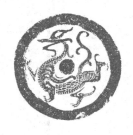

《黄帝内经·素问》序言篇

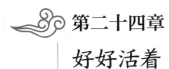

第二十四章

好好活着

如果不是中华民族的祖先为我们传下来这些济世救人的理论和实践的方法，我们的生命就不能延续至今。

【经文】

夫释缚脱艰，全真导气，拯黎元于仁寿，济羸劣以获安者，非三圣道，则不能致之矣。孔安国序《尚书》曰："伏羲、神农、黄帝之书，谓之三坟，言大道也。"班固《汉书·艺文志》曰："《黄帝内经》十八卷。"《素问》即其经之九卷也，兼《灵枢》九卷，乃其数焉。

1. 活着的目的：第一，保全自己；第二，保持自己的天真

"夫释缚脱艰，全真导气，拯黎元于仁寿，济羸劣以获安者，非三圣道，则不能致之矣"

（1）有一种生活叫全真的生活

我们看一下王冰老先生为《黄帝内经·素问》写的序言，第一句话是："夫释缚脱艰，全真导气，拯黎元于仁寿，济羸劣以获安者，非三圣道，则不能致之矣。"

全篇的开头大气磅礴，讲的是什么呢？

"释缚"就是把绑在人身上的绳索、枷锁打开。我以前讲过，解和释是有区别的，解是内部瓦解，比如庖丁解牛，他把内在的勾连、勾结打开，这叫"解"；打开外部的捆绑、束缚，这叫"释"。比如把捆绑在人身上的枷锁打开，就叫"释缚"，或者有些人得病了，头重如裹，身上发紧，吃了药后发汗，症状消失了，也叫"释缚"。

"脱艰"是把你从艰的环境中解脱出来。"艰"（艱）字是由"又"（彐）和"艮"（𦣞）组成的，意思是周边有山川险阻，很多高山挡路，出不来的那种状态。

"全真导气"是道家的说法，因为杨上善和王冰都是道人，王冰号启玄子，这个名字很高级。

（2）尽量让生命保持出厂设置，没有人为的扭曲和变形

"全真"是保持天赋的一切，保持原模原样，保持出厂设置，没有人为

的扭曲和变形。

有一个道教门派叫全真教，创始人是王重阳，他有一个徒弟叫丘处机，道号长春子。什么是"全真"？王重阳认为，第一，要保全自己，身上不缺零件；第二，要保持自己的天真。所以，最后他给自己的门派取了这个名字——"全真教"。全真教讲辈分，讲传承。

我拜的师父是张至顺老道长，他号米晶子，是全真龙门第二十一代传人，是"至"字辈的。三申道长也是全真教的道人，也是"至"字辈的。所以，我们虽然没出家，但等于是在家修行，是"理"字辈的，它的排列顺序是至理宗诚信。

"导气"是什么？就是导引，把气流动的方向归正，"引"就是把它引到位。所以，"全真导气"就是解除人们的束缚，引导人们脱离险阻，让自己保持形、精、气、神的完整和纯真。

"拯黎元于仁寿"的意思是，拯救那些受病苦的人。

"仁寿"先是"寿"，就是活得长；"仁"是什么？仁者爱人，作为一个人，如果整天害人，没有什么意义。所以，我们要活得好，又活得长，让大家都过上这样的生活。

"济羸劣以获安者"，"羸"是瘦弱无力的样子，"劣"是不合格。

有的人天生残疾，有的人出生后喂养不当导致营养不良，这句话的意思就是让这些人也能得道，过上一种"安"的日子，过上一种正常的、平安的生活。在这里，"安"是不危、不险的意思。

这句话说的是，第一，解除束缚，保持自己形、精、气、神的完整和纯真；第二，保全自己，保真自己；第三，救助饱受病苦的人。

非三圣道，则不能致之矣。

如果不是中华民族的祖先为我们传下来这些济世救人的理论和实践的方法，我们的生命就不能延续至今。

2.《黄帝内经》的历史传承

"孔安国序《尚书》曰:'伏羲、神农、黄帝之书，谓之三坟，言大道也。'班固《汉书·艺文志》曰:'《黄帝内经》十八卷。'《素问》即其经之九卷也，兼《灵枢》九卷，乃其数焉"

孔安国是谁呢？他是西汉一位著名的历史学家、经学家，据说是孔子的第十世孙，他整理了一些失传的古籍。

之前，我讲了从西汉汉文帝开始，就有人不断地收集这些古书。比如孔安国有一次在家凿开墙壁后，发现了藏在墙壁里的《尚书》，于是为它作了序，但这些书基本上到东汉时已经丢得差不多了。

延伸阅读 ｜ "三坟"，特指从伏羲、神农、黄帝传下来的经典

关于"三坟"，在《左传》里有一句话叫"能读《三坟》《五典》《八索》《九丘》"。

"坟"就是古人留下的典。为什么叫"坟"？我们都说坟是堆，其实，大家可以了解一下考古知识，我们在殷墟中挖出了几乎粘连在一起的一大坨龟甲，它们被埋在里面，上面堆着一个土丘，是不是就像坟？所以，"三坟""五典"特指从伏羲、神农、黄帝传下来的历史经典。古人说经，都是言大道，因此称之为"三坟"。

再看下一句，"班固《汉书·艺文志》曰：'《黄帝内经》十八卷。'"这个内容前文讲了。

我们再看下一句话，就知道王冰跟皇甫谧犯的是同一个毛病——"《素问》即其经之九卷也，兼《灵枢》九卷，乃其数焉"。这又开始瞎蒙了，因为到皇甫谧生活的年代，《黄帝内经》十八卷、《黄帝外经》三十七卷都失传了，留下一个改写的对话版。皇甫谧在《针灸甲乙经》的序里也是这么说的，王冰完全拷贝了他的说法，就是凑数。

第二十五章

《黄帝内经》是所有研究道家养生、防病治病、康复、道法术器的本源

我在前面讲了养生、护生、摄生、营生、卫生，我们要怎么对待生命？我们对生命首先应该有起码的态度——诚心正意，然后具体细节怎么操作，就要去看《黄帝内经》。

【经文】

虽复年移代革，而授学犹存，惧非其人，而时有所隐，故第七一卷，师氏藏之，今之奉行，惟八卷尔。然而其文简，其意博，其理奥，其趣深。天地之象分，阴阳之候列，变化之由表，死生之兆彰。不谋而遐迩自同，勿约而幽明斯契。稽其言有征，验之事不忒。诚可谓至道之宗，奉生之始矣。

1. 比起传给那些不该传的人，还不如不传

"虽复年移代革，而授学犹存，惧非其人，而时有所隐，故第七一卷，师氏藏之，今之奉行，惟八卷尔。然而其文简，其意博，其理奥，其趣深"

虽复年移代革，而授学犹存。

这句话是真的。当时是公元700多年，唐朝已经建立了一百年左右，距黄帝生活的年代差不多有三千年了。所以，"年移代革"，传了一代又一代，但讲授、授受这些传承的方式还存在，不然这些东西就可能全被丢掉了。即便皇家图书馆被烧了，这些书在民间也存在。因为中医传承是"非其人勿教，非其真勿授"，所以，"惧非其人，而时有所隐"，这是最遗憾的一件事。但现在想来也不算遗憾，如果传给那些不该传的人，还不如不传。

但是，别看他说得这么狠，我告诉你，即使真正修习的人没得到那本书，通过自己的修行也能悟到接近它的内容。

故第七十一卷，师氏藏之。

这句话是说，所以，在《黄帝内经》的《素问》和《灵枢》里有了第七十一篇，而且一直被秘藏，没有得到外传。然后他把这卷发掘出来说："今之奉行，惟八卷尔。"

"师氏"到底是谁呢？历史上不可考，有人说他是管理教育的官员，也有人说他是王冰的一位老师。王冰只拿到了《黄帝内经·素问》，具体说就是《素问》的八卷。这八卷在之前讲《隋书·经籍志》时提到过，书中记载的也是全元起注解的《素问》八卷，缺了一卷。

"然而其文简"，尽管如此，我拿到这些书拜读时感到言简意赅，没那么多废话，没那么多啰唆的字，也没那么多重叠的以词带字，文字很简约。但"其意博"，意思很广博。

一般来说，新闻是字数越少，事情越大。读经也是如此，字越少，留给你理解、想象的空间就越大。

其文简，其意博，其理奥，其趣深。

这是读书琢磨出滋味后才发出的感慨，书里讲的理，讲的背后的妙趣，是抽象思维理解到的层次。

2. 我们对生命首先应该诚心正意，具体怎么操作，就要去看《黄帝内经》

"天地之象分，阴阳之候列，变化之由表，死生之兆彰。不谋而遐迩自同，勿约而幽明斯契。稽其言有证，验之事不忒。诚可谓至道之宗，奉生之始矣"

（1）"变"和"化"不一样

"天地之象分"是讲天、讲地，然后在这个大格局下讲人，然后讲阴、讲阳、讲物候，讲植物的变化、讲动物的变化、讲人的变化。

"变化之由表"中的"变化"指变和化——量变叫"变"，质变叫"化"，比如梁山伯和祝英台变成蝴蝶——我们不能这样叫，应该叫"化蝶"。所以，感到细微的变，然后积累到一种化。

"死生之兆彰"就是预测、预后、诊断。

不谋而遐迩自同，勿约而幽明斯契。

这句又是四六句的句式，抑扬顿挫，很美。"遐迩"是远近的意思。这句话是说把一些貌似很悠远、很深奥的问题给你讲清楚，效果跟用望远镜一样，把远处的奥妙拉近放在你面前。

（2）"契""约"是一个东西

"勿约而幽明斯契"的"幽"是什么？你看"契"和"约"就知道了，"契""约"是一个东西。古人把一张纸撕开叫"契"，把一个模型一剖两半叫"符"，虎符就是符器。

契和约是对天地、日月变化的刻画、约定或期待。比如我预测这个月的初一会出现日食，这是契。所以，按照《黄帝内经》的经文去学习、预测、实践，就有了信。有了信就不会失信，就会给你带来一种预测、应验，形成一种契约。

稽其言有征，验之事不忒。

你考察他说的这些内容，每句话都是有根有据的，不是信口胡说。

"忒"是什么？忒是差错，"不忒"就是没有差错。所以在《易经》里有几句话："天地以顺动，故日月不过，而四时不忒。"这都是对《黄帝内经》的评价和赞美。

最后一句话总结是"诚可谓至道之宗，奉生之始矣"。完全可以说《黄帝内经》是所有研究道家养生、防病治病、康复、道法术器的本源。

奉生之始矣。

我在前面讲了养生、护生、摄生、营生、卫生，我们要怎么对待生命？我们对生命首先应该有起码的态度——诚心正意，然后具体细节怎么操作，就要去看《黄帝内经》。

这段话读起来真是文辞优美，朗朗上口，并且王冰不是为了卖弄辞藻而写得漂亮，而是为了表达一种意思，在表达这种意思的基础上，我们还能感受其文辞的优美。

第二十六章

我们研究《黄帝内经》
第一，要深入进去读；
第二，要跳出来读——学和习

学《黄帝内经》，除了天资，还要注意学习方法，如果前面有路你不走，非要自个儿蹚出一条路，可以，那你去作。明明有路，就按照行路的方法、方向走；明明有门，就从门进出，不要翻窗户。

【经文】

假若天机迅发，妙识玄通，蕴谋虽属乎生知，标格亦资于诂训，未尝有行不由径，出不由户者也。然刻意研精，探微索隐，或识契真要，则目牛无全。故动则有成，犹鬼神幽赞，而命世奇杰，时时间出焉。则周有秦公，汉有淳于公，魏有张公、华公，皆得斯妙道者也。咸日新其用，大济蒸人，华叶递荣，声实相副，盖教之著矣，亦天之假也。

1. 认得一个人和识得一个人是两码事

"假若天机迅发，妙识玄通"

如果学《黄帝内经》的人是生而神灵，就叫"天机迅发"。"天机"是天赋的灵感或本能、反应，"机"不是现在我们说的射击、打枪或射箭的扳机，而是指一个时间点，到了那个时间点，比如女子七岁就会长牙，十四岁就会来月经，这是暗合天道、符合自然的节奏，所以叫"天机迅发"，一点儿都不耽误，到什么年龄就产生什么样的聪明才智。

"妙识玄通"这种说法就更高级了。第一是"妙"，《道德经》讲，通过我们的心神去理解那些看不见的，甚至无形无质的东西产生的感应叫"妙"；第二是"识"，"识"是抽象思维能力，认得一个人和识得一个人是两码事，知人知面不知心，认人是你认得他的表面，不知道他的内心，识人是要对这个人的人性、人品有一种抽象的概括和认识。

其实，"玄通"是通玄，意思是闭上眼睛能感受到那种无形的、无质的、黑色的、恍惚的、幽暗的、蒙昧的境界，并且达到这种境界。

学《黄帝内经》可以有不同的层次，你根据自己的根器和理解能力，可以学到不同的层次。水平不一样的人，看到的东西也不一样；有老师带的人和没老师带的人，看到的东西也不一样；有修行的人和没修行的人，看到的东西也不一样。但这不妨碍我们去读一下古代圣贤的书。

2. 明明有路，就按照行路的方法、方向走；
   明明有门，就从门进出，不要翻窗户

"葳谋虽属乎生知，标格亦资于诂训，未尝有行不由径，出
不由户者也。然刻意研精，探微索隐，或识契真要，则目牛
无全"

葳（chǎn）谋虽属乎生知，标格亦资于诂训。

这两句话是两个意思。"葳谋"是一种完备的、足够的智慧，这些东西
属于生而知之。孔子说："生而知之者上也。"天赋的东西别人是没法比的。
要知道，第一，业余的不要跟专业的比；第二，后天学的不要跟有天赋的
比，那简直不在一个数量级上。

你得到的东西、累世的传承，属于生而知之。但作为愚钝的人，没有
这么聪明，没有这么"天机迅发"，我们该怎么办？只能下苦功夫、用笨
办法，一个一个标点、断句、训诂（我们读古书的一个方法，古代把研究文字
训诂、音韵方面的学问叫小学）。

"资于训诂"就是用训诂的方法读书——训诂是什么意思呢？训诂就
是考证每个字的来源，它本来是什么意思？它的字形结构是什么？是象形、
指示、会意、形声，还是转注、假借？这些都是研究汉字最基本的方法。
而这句中的"标格"是读书应用到实践中的一种风范。

未尝有行不由径，出不由户者也。

学《黄帝内经》，除了天资，还要注意学习方法。如果前面有路你不
走，非要自个儿蹚出一条路，可以，那你去作。明明有路，就按照行路的
方法、方向走；明明有门，就从门进出，不要翻窗户。

然刻意研精，探微索隐，或识契真要，则目牛无全。

怎么说呢？我们逐字逐句地研究是对的，但也容易犯一个错误——

死于章句下，只见树木，不见森林。所以叫"刻意研精，探微索隐"，"微"是看不见，但是存在的，比如空气，手一挥，有风，它存在，但手里其实没东西，"搏之不得名曰微"。"隐"是隐藏，看不见，躲在后面。

识契真要，则目牛无全。

意思是你的认识契合经文真言的精髓，就会达到目无全牛的境界。"目无全牛"这个成语出自《庄子·内篇·养生主》里庖丁解牛的故事，庖丁解牛时说："始臣之解牛之时，所见无非牛者；三年之后，未尝见全牛也。"意思是他开始解牛的时候看到的是牛，后来沉积到一种境界，什么也看不见了，已经看山不是山，看水不是水了。

因此，我们研究《黄帝内经》，第一，要深入进去读；第二，要跳出来读——学和习。

3. 史上每一代名医，都离不开《黄帝内经》

"故动则有成，犹鬼神幽赞，而命世奇杰，时时间出焉。则周有秦公，汉有淳于公，魏有张公、华公，皆得斯妙道者也。咸日新其用，大济蒸人，华叶递荣，声实相副，盖教之著矣，亦天之假也"

达到这个状态再去实践，只要动手就能有感应，应手而有效，应手而病愈，如有神助。所以，靠学习、研究、实践、继承《黄帝内经》，这千百年来每一代都会诞生一些名医——"命世奇杰，时时间出焉"。这些名医时不时地在传承的过程中就冒出来了。

这些人都有谁呢？

则周有秦公。

"秦公"是谁？就是秦国的医和、医缓。

汉有淳于公。

这时已经很尊敬地称淳于意为"淳于公"。

魏有张公、华公。

三国曹魏时有张仲景和华佗，王冰把这二人都归到曹魏，其实，张公、华公都是东汉时期的。

皆得斯妙道者也。

意思是这些人都是研读、传承《黄帝内经》中不可多得的旷世奇才。

（1）深究《黄帝内经》，终知万变不离其宗

咸日新其用，大济蒸人。

"日新"是日新月异的意思，《大学》里有句话叫"苟日新，日日新，又日新"。但大家现在碰到的是各种让人焦虑的、新奇的、怪异的变化，比如人工智能、在大脑里植入芯片，等等，搞得人们既期待，又恐惧、焦虑。

其实，这种日新月异的变化没什么，万变不离其宗，研究《黄帝内经》就能给你一种安定的感觉——再整什么幺蛾子也出不了那个圈，再新奇、怪异的东西我可以拒绝尝试，转基因食品我可以不吃，我吃我爷爷吃过的东西。

这些人的贡献是不仅继承了《黄帝内经》，而且用《黄帝内经》的理论去适应新的时代和环境，解决社会上出现的新问题、新疾病和新麻烦，这就是"大济蒸人"，"蒸人"就是老百姓。

我写过一篇文章叫《明哲保身》，"明哲保身"出自西周宰相尹吉甫的诗篇《烝民》，记载于《诗·雅·烝民》中。原文是"既明且哲，以保其身"，对应开篇说的"天生烝民，有物有则。民之秉彝，好是懿德"。

（2）为什么中医到现在都还没有灭绝

华叶递荣，声实相副，盖教之著矣，亦天之假也。

我很喜欢这篇文章，读着读着就想把它背会。中医的传承就像树木一样，先开花后长叶，比如桃花、杏花、樱花开的时候没有叶子，花谢了以后叶子才出来，然后就开始孕育果实。所以，这是根据时代的推演，有次第的、一步一步的传承。

"荣"是滋润、容光焕发，"一岁一枯荣"，荣的反义词是枯。"声实相副"，意思是他们基于《黄帝内经》学到的学问是有基础的，很扎实，他们获得的声望、取得的成就是名实相符的。这跟投机取巧，临时弄了个秘方或技术，然后哗众取宠有本质上的区别，虽然可以蒙蔽别人一时，但不能长久，因为你没根。

人生是场马拉松，不是百米冲刺。

"盖教之著矣，亦天之假也。"这是中医师承授受、口传心授的教育结果，也是老天爷给他们的关照。在修行到一定程度时，老天爷就会给你一种启迪，这就是中医到现在还没有灭绝的一个主要原因。

第二十七章

把《黄帝内经》当作人生指南，
就会少走弯路、不走邪路

中医只不过是道家学问在人体领域里一点儿小小
的应用，道家学问还可以治国、沟通天地，适用
范围是很广泛的。

【经文】

冰弱龄慕道，夙好养生，幸遇真经，式为龟镜。而世本纰缪，篇目重叠，前后不伦，文义悬隔，施行不易，披会亦难。岁月既淹，袭以成弊。或一篇重出，而别立二名；或两论并吞，而都为一目；或问答未已，别树篇题；或脱简不书，而云世阙；重《经合》而冠《针服》，并《方宜》而为《咳篇》；隔《虚实》而为《逆从》，合《经络》而为《论要》，节《皮部》为《经络》，退《至教》以先《针》。诸如此流，不可胜数。且将升岱岳，非径奚为！欲诣扶桑，无舟莫适！乃精勤博访，而并有其人，历十二年，方臻理要，询谋得失，深遂夙心。时于先生郭子斋堂，受得先师张公秘本，文字昭晰，义理环周，一以参详，群疑冰释。恐散于末学，绝彼师资，因而撰注，用传不朽。兼旧藏之卷，合八十一篇，二十四卷，勒成一部。冀乎究尾明首，寻注会经，开发童蒙，宣扬至理而已。

1. 中医只不过是道家学问在人体领域里一点儿小小的应用

"冰弱龄慕道，夙好养生，幸遇真经，式为龟镜。而世本纰缪，篇目重叠，前后不伦，文义悬隔，施行不易，披会亦难。岁月既淹，袭以成弊"

再往下王冰就讲自己了。

冰弱龄慕道，夙好养生。

"弱龄"是年轻的时候，"弱冠"是二十岁，王冰说自己年轻的时候就喜欢道家的东西。

大家千万记住，中医只不过是道家学问在人体领域里一点儿小小的应用，道家学问还可以治国、沟通天地，适用范围是很广泛的。如果你说王冰年轻时就喜欢医学，那就小看他了，他慕的是道。

"夙"是早晨（有个成语叫"夙兴夜寐"，意思是早起晚睡），也有平时、平素的意思，跟《素问》的"素"有点儿类似。王冰说自己平素就喜欢养生，我觉得肯定是有传承的。

"幸遇真经"，就是有幸得到了《黄帝内经·素问》的一些传承。现在大家认为很容易就能得到一些东西，即便如此，不下功夫学习也没用。

"式为龟镜"，就是把它当成自个儿的镜子。古代是用铜做铜镜，然后看自个儿的脸。如果铜镜不磨，就很模糊，看不清，经过打磨的铜镜是很亮的。

龟是什么？"龟"是人们预测、占卜时用的龟甲，可以给人提示、预测、指引方向。所以，龟镜就成为人生的一种指南，让你少走弯路、不走邪路。

而世本纰缪。

"纰"是有缺漏，"缪"是有错误。

篇目重叠，前后不伦，文义悬隔，施行不易，披会亦难。

世界上存在的、流行的各个版本的《黄帝内经·素问》，本身就存在一些缺漏和错误，有的篇目有重叠，有的可能起了不同的名字，但内容是重复的，而且排序的前后也不伦不类，意思就是没学会走就要跑，没有一个次第、先后。再加上古文传到现在了，它的本意和现在人们理解的意思确实有了很多差距。所以，如果拿到这些书的话，第一，读它不容易；第二，依照它去执行、施行也不容易。所以，再去传播也难。

因此，叫"岁月既淹，袭以成弊"。经过上千年的传承，这已经成了一个很大的问题、弊端。也就是说，需要有人振臂而呼、登高而呼，召集大家解决这个问题。

2.《黄帝内经·素问》存在的具体问题

"或一篇重出，而别立二名；或两论并吞，而都为一目；或问答未已，别树篇题；或脱简不书，而云世阙；重《经合》而冠《针服》，并《方宜》而为《咳篇》；隔《虚实》而为《逆从》，合《经络》而为《论要》，节《皮部》为《经络》，退《至教》以先《针》。诸如此流，不可胜数"

下面说一下《黄帝内经·素问》存在的具体问题。有的是一篇内容重复出现，但分别设立了两个篇目的名称；有的是两篇内容合并不分，归在了一起，设立了一个名称；有的是君臣问答还没结束，下文就被设立了另一个篇名；还有的是文句脱落没有补上，最后说成自古以来就是一个空缺。

具体问题如下：在重复出现的《经合》篇上，标上《针服》的名称，两篇的内容是一样的；把《方宜》篇合到了《咳篇》里，这也不应该；分割出《虚实》里的一部分，放到《逆从》篇；又把《经络》篇合并到了《论要》篇；截取《皮部》的一部分，作为《经络》篇的内容；把《至教》篇放到后面，把《针》篇放到前面。

3. 如果你想爬泰山，劳驾沿着登山路走；如果你想去海上仙山，劳驾去坐条船

"且将升岱岳，非径奚为！欲诣扶桑，无舟莫适！乃精勤博访，而并有其人，历十二年，方臻理要，询谋得失，深遂夙心。时于先生郭子斋堂，受得先师张公秘本，文字昭晰，义理环周，一以参详，群疑冰释。恐散于末学，绝波师资，因而撰注，用传不朽。兼旧藏之卷，合八十一篇，二十四卷，勒成一部。冀乎究尾明首，寻注会经，开发童蒙，宣扬至理而已"

（1）"造化钟神秀，阴阳割昏晓"

王冰发现了全元起的版本存在很多问题，诸如此类的问题不能全列出来，然后他就感慨："将升岱岳，非径奚为！欲诣扶桑，无舟莫适！"这是一句很精彩的、对仗工整的排比句。

"岱岳"指泰山，著名的五言古诗《望岳》就描述了泰山的雄伟景象。"岱宗夫如何？齐鲁青未了。造化钟神秀，阴阳割昏晓。荡胸生曾云，决眦入归鸟。会当凌绝顶，一览众山小。"

"扶桑"是传说中跟我们隔着大海的仙境，有人考证扶桑就是日本。但还有人考证得更远，说扶桑是墨西哥。

我觉得后一种说法靠谱，因为他们说扶桑长着仙人掌，但日本没有仙人掌。所以，我觉得印第安人跟中国的古人还是有点儿关系的。

这句话的意思是，如果你想爬泰山，劳驾沿着登山路走；如果你想去海上仙山，劳驾去坐条船。所以，王冰"精勤博访，而并有其人"，他就是怀着这些疑问，然后下苦功夫，专心致志地、很勤快地去访问很多人。

历十二年，方臻理要，询谋得失，深遂夙心。

王冰用了十二年时间，理清头绪，确定了增删，然后决定了删哪个，留哪个，补哪个，总算满足了他平素的愿望。

更为可喜的是，"时于先生郭子斋堂，受得先师张公秘本"，王冰在老师郭子斋先生的家里得到了他传承的先师张公的秘本。"文字昭晰，义理环周，一以参详，群疑冰释。"他得到的秘本就是《阴阳大论》，讲的是五运六气的七篇大论。

我个人认为，《阴阳大论》的成书时间要比《黄帝内经》晚很多，因为《阴阳大论》是对话版，模拟了黄帝和岐伯等人的对话。所以，我个人认为有了《阴阳大论》以后，这帮人又把《黄帝内经》十八卷和《黄帝外经》三十七卷改写了。

当然王冰不知道这些，他拿到以后就觉得文字清楚，理论一环扣一环，可以自圆其说。再观察五运六气、日月星辰的变化，很多疑问都得到了解释。所以，他"恐散于末学，绝彼师资，因而撰注，用传不朽。"意思是自己不敢私自密藏，要把我的研究成果和老师传承给我的东西整理出来，加上注解、注音、标点、断句，让它成为一种教学的资源——"师资"。

兼旧藏之卷，合八十一篇，二十四卷，勒成一部。

王冰把全元起残破不全的八卷《素问》，加上他的增补，加上七篇大论，变成了八十一篇，一共是二十四卷，合成一部。

古代线装书都是拿线勒出来的，所以叫"勒成一部"。

（2）王冰编《黄帝内经》的目的就是给无知的人一个启蒙

他的目的是什么？

冀乎究尾明首，寻注会经，开发童蒙，宣扬至理而已。

我希望人们得到这本书以后，能明白《黄帝内经》的源头和传承的经过，虽然我现在的整理算是末尾，但再过几百年这又不是末尾了。所以，你们要探明它的源头，"寻注会经"——用经典去解经，帮助大家理解古义。

"开发童蒙"的"童蒙"就是年少无知的人，给他们一个启蒙，把蒙蔽在他们内心上的东西打开，把《黄帝内经》中宝贵的道理传播出去。

4.《素问》里的七篇大论说什么

前面讲了王冰从他的老师那里拿到了秘本，就把七篇运气学的文章——七篇大论，补到了《素问》里，凑了八十一篇，其实只有七十九篇，还缺两篇。

这件事在历史上是有争议的，很多人认为王冰补的内容不合适。我们从考据和研究来看，七篇大论明显不是战国以前的文风；但王冰补得又有道理，为什么呢？

"论"就是对话版，而且七篇大论里的人物栩栩如生，黄帝、岐伯还有其他人物都有出现，这些内容跟《素问》里的内容基本没有矛盾，文风也是一致的。

为什么说我们不认同它是上古传下来的东西呢？因为运气学说最明显的一个例子，用的是干支纪年。

据考证，干支纪年的使用最早不超过东汉初年。中国人用干支纪日的时间很长，已经有几千年了。

　　书里还有一些七曜（七大行星的总称）的记载，在《汉书·律历志》里也有记载，大概是东汉末年的事。因此，我们根据书中使用的纪年法就可以推断，《阴阳大论》的这七篇文章是东汉或西汉末年的一些高人创新的一种理论，不是《黄帝内经》原有的，而且这些高人肯定继承了《黄帝内经》的学术衣钵。

　　另外，我个人有个大胆的推测，可能是同一个人或同一批人（就是写《阴阳大论》的这批人），把《黄帝内经》的经文改成了对话版。而且王冰是一位大学问家，他把这些东西都放在一起，肯定有他的道理。

　　《阴阳大论》和王冰没关系，全元起在公元479年注解《黄帝内经·素问》的时候，里面没有七篇大论；隋朝的杨上善在公元668年编《黄帝内经太素》的时候，里面也没有七篇大论。所以，七篇大论是王冰加的，他也没否认。

　　现在，运气学说又被重新认识，有了新的趋势。但大家有一个问题，观测地点在哪里？如果是在东汉成书，观测地点是以洛阳为中心，观测五运六气的变化，不能拿全中国的气候变化去对应，跟五运六气学说适合的，你就说"中医太伟大了"；跟五运六气学说不适合的，你就不吭声——这不是个办法。

　　我个人认为，五运六气的立意是对的，它认为天时、季节的变化，会带来流行病的变化，对人有影响。但也不能机械地推算一下就定了，我个人认为里面还有待商榷。

　　接下来，我说一下七篇大论的内容，包括《天元纪大论》《五运行大论》《六微旨大论》《气交变大论》《五常政大论》《六元正纪大论》及《至真要大论》。

　　七篇大论的文字特别多，有五万两千多字，大概占了《素问》整个篇幅的三分之一。说了这么多话，跟古人讲究的言简意赅还是有区别的。

　　七篇大论的主要内容是天文、地理、人事。其中，气候变化对人的影响是主要的外在影响。我们客观地把这个东西进行整理、统计，对它应该有个客观的、正确的评价。

我拿到《玄隐遗密》以后，看到有五册书，其中两册是《黄帝内经》上、下册，一册有八篇内容，一册有十篇内容，一共是十八篇，可以说叫"《黄帝内经》十八卷"。还有《九真要》《九常记》各一册，另一个单独成册的就是《阴阳大论》。

我就问三申道长："道长，你既然说自己继承的《黄帝内经》是商朝的容成公传下来的，那《阴阳大论》怎么解释？那时没有干支纪年。"

三申道长明确地告诉我："可以理解为《阴阳大论》是《黄帝内经》《黄帝外经》学派的传承者们结合当时的时间、地理、人情，创新的一套理论。虽然不是黄帝、神农的东西，但背后的思想是一脉相承的。"

第二十八章

王冰是这样编撰《黄帝内经》的

王冰在一千四百多年前就说："靠《黄帝内经》去保障全世界人民的身心健康，让他们活得长一点儿。"

【经文】

其中简脱文断，义不相接者，搜求经论所有，迁移以补其处；篇目坠缺、指事不明者，量其意趣，加字以昭其义；篇论吞并，义不相涉，阙漏名目者，区分事类，别目以冠篇首；君臣请问，礼仪乖失者，考校尊卑，增益以光其意，错简碎文，前后重叠者，详其指趣，削去繁杂，以存其要，辞理秘密，难粗论述者，别撰《玄珠》，以陈其道。凡所加字，皆朱书其文，使今古必分，字不杂糅。庶厥昭彰圣旨，敷畅玄言，有如列宿高悬，奎张不乱，深泉净滢，鳞介咸分。君臣无夭枉之期，夷夏有延龄之望。俾工徒勿误，学者惟明，至道流行，徽音累属，千载之后，方知大圣之慈惠无穷。

时大唐宝应元年岁次壬寅序

1. 王冰编撰《黄帝内经》时，对发现的问题做了哪些改正

"其中简脱文断，义不相接者，搜求经论所有，迁移以补其处；篇目坠缺，指事不明者，量其意趣，加字以昭其义；篇论吞并，义不相涉，阙漏名目者，区分事类，别目以冠篇首；君臣请问，礼仪乖失者，考校尊卑，增益以光其意，错简碎文，前后重叠者，详其指趣，削去繁杂，以存其要，辞理秘密，难粗论述者，别撰《玄珠》，以陈其道"

（1）王冰是怎样编撰《黄帝内经》的

接下来，我们看看王冰是怎么把前面发现的那些问题进行改正的。

其中简脱文断，义不相接者，搜求经论所有，迁移以补其处。

这句话是说，中间的文字脱节了，前言不搭后语，我碰到这种情况，觉得中间应该有内容的，就去翻以前的所有经典，然后以经解经，只要是所有跟它相关的内容，我就给它移过来、补进去，总之看起来要通顺。

篇目坠缺，指事不明者，量其意趣，加字以昭其义。

有的篇目有内容，但没题目，怎么办？我就总结它的中心思想、段落大意，给它加一个题目。

篇论并吞，义不相涉，阙漏名目者，区分事类，别目以冠篇首。

有的文章里说的是几码事，而且互相不搭，怎么办呢？我觉得肯定是把不同的篇目混到一起了，我就依据它论述的事将其分门别类，然后另起名，作为一个新的章节，方便大家阅读、理解。

君臣请问，礼仪乖失者，考校尊卑，增益以光其意。

这时开始讲形式了，在《素问》或《灵枢》里，君臣的问答乱了次第、尊卑，尽管是黄帝在请教问题，但君臣之礼不能缺。所以，我补上了乖失的礼仪，加了一些铺垫，做了一些陈述，让场景看起来更符合礼，既不失黄帝的尊严，又显出天师的权威。

错简碎文，前后重叠者，详其指趣，削去繁杂，以存其要。

有的地方明显"错简"，车轱辘话来回说，有点儿啰唆、重复，既然能一句话把事讲明白，那我就把多余的东西去掉，把想说的事交代清楚。

（2）《素问》里有些话看似啰唆，其实有甚深的道理

我在读《玄隐遗密》的时候发现了一些问题——有些话，古人反复地说。

我觉得，古人反复地重复一句话自有他的道理，这是在营造一种氛围、场景。

我们唱歌时也会经常不停地重复一些歌词，只从逻辑的角度分析，它们之间没有任何关系；但从人的感情、情绪、制造氛围的角度分析，还是需要这样做的——"他大舅他二舅都是他舅，高桌子长扁担矮板凳都是木头"，你觉得这句话有什么关联吗？没有，但其实背后有一个东西。

我也向三申道长请教过："这句话明显前面说过了，为什么在后面又说一遍？"

三申道长很坚决地说："古人就是这么说的，你这么读就行了。"

我觉得这是有道理的，特别是那么多的排比句。所以，王冰根据自个

儿的想法，觉得古人不是啰唆，而是有他的道理。

辞理秘密，难粗论述者，别撰《玄珠》，以陈其道。

这句话的意思是，我在整理《素问》的过程中，发现很多话根本没法懂，又解释不清，干脆我就另写了一本书叫《玄珠》。

《玄珠》这本书现在失传了，这很正常。通俗的东西能保留下来，高深的东西基本上都失传了，或者没失传，别人也看不懂。

"以陈其道"，就是我另写了一本书来详细论述其中的道理。这让我想起《针灸甲乙经》的序言里，皇甫谧说的——"将来有机会，我抽时间好好给你们讲讲这些事。"然后就没有然后了。

2. 用朱砂把自己加的文字标红，以区别于古人

"凡所加字，皆朱书其文，使今古必分，字不杂糅"

王冰又说："凡所加字，皆朱书其文。"

什么叫"朱书其文"？古代印刷一般是用墨，但这里王冰用朱砂把文章标红，目的是什么？"使今古必分，字不杂糅。"

"使今古必分"的意思就是古人的话是古人的，我加的话是我自己的，加的可能不对，但你们不要把我的话当成古人的话。

这个传统由来已久，可以追溯到魏晋南北朝的时候。

我之前说过在梁武帝的时候，出了一位大家叫陶弘景，他整理了很多医书，其中包括《神农本草经》。他对《神农本草经》进行收集整理，把它遗失散落的东西整理出来，自个儿又扩充了一倍的药。

延伸阅读 ｜《神农本草经》是一本以人为本的中医学
经典

《神农本草经》一共有三百六十五味药，陶弘景扩编成了七百三十味，也分为上品、中品、下品。这个编撰体例很高级，比《本草纲目》高级，体现在哪里呢？按上、中、下三品分，是以人为本，不管是动物药、植物药、矿物药，只研究它对人产生的作用、影响。

到了《本草纲目》，分类已经科学化了，以植物为本，它的分类方法是动物药、植物药、矿物药，有点儿像百科全书。

以人为本的分类可以细分到什么程度？细分到人跟人还不一样——甲之蜜糖，乙之砒霜，你吃了是好的，对我来说就不好。

这是由贵向贱，由少数人向大多数人，水平由高向低这么过来的。

陶弘景在编次《名医别录》、扩充《神农本草经》的时候，就是用朱、墨两种颜色，把古人、今人说的话分得清清楚楚。

他在写《神农本草经集注》的时候，选取了《神农本草经》的三百六十五种药，又从《名医别录》中选了三百六十五种药，把这两本书合编成一本，然后用红色标出《神农本草经》的内容，用黑色标出《名医别录》的内容，这样就把这本书分得很清楚。这么做的意思是，**后人认识浅薄，不能妄自揣度古人的想法，《神农本草经》是上古传下来的东西，和现在人们的理解是不一样的。**

因此，王冰编撰《黄帝内经》，完完全全是继承了陶弘景的风格。

3. 如何让更多人明白《黄帝内经》中的大智慧

"庶厥昭彰圣旨，敷畅玄言，有如列宿高悬，奎张不乱，深泉净滢，鳞介咸分"

（1）我们怎么理解星座呢

接着王冰就开始颂扬皇帝的功德了。其实，王冰编撰《黄帝内经》这件事是有政府背景的，是在唐朝皇帝的支持下，才能收集整理那么多书，最后让皇帝的旨意获得"昭彰"，意思是让更多人熟悉它，明白这些抽象的、玄虚的道理。

有如列宿高悬，奎张不乱。

这是讲的二十八星宿——古人观测天象得出的一种结论。对我们来说，观察太阳系八大行星已经完全不够了，它们运行的背后有一个大背景。而且随着季节的更替轮换，它们也在变化自己的位置。

很多人觉得星座是外国人的理论，比如双子座、巨蟹座、狮子座，等等，其实中国人也有。

我们怎么理解星座呢？我教给大家一个最简单的方法：你现在看着太阳，因为太阳光的阻挡，你看不见太阳背后的星星。假设这时出现了日全食，阳光被遮住，天上的星星都出现了，这时你再看太阳的位置在哪里，这就是星座。

比如双子座，夏至之前的这段时间，不管太阳在哪里，假设这时出现日全食，它的背后就是双子座。

这就像一块大幕布一样，我们一直逃不开这个圈子，我们见到天上的星星，就把明亮的恒星划分成四组，每组有七颗星星，这就是二十八星宿。而且古人观察星星，不可能是在发生那么多日全食后才看到的。

观察星星，一般都在晨昏两个时段，这时观察星星比较准确，可以知晓四季大概是怎么变化的。

比如在春分的早晨观察星星，朱雀就出现在南方。

古人根据恒星组成的形状，附会成了一种动物，比如东方的那组恒星像一条青龙，一共有七颗星。

接下来我们看一句口诀，这是学中医的人应该记会的。

东方青龙：角、亢、氐、房、心、尾、箕（jī）。

北方玄武：斗、牛、女、虚、危、室、壁。

西方白虎：奎、娄、胃、昴（mǎo）、毕、觜（zī）、参。

南方朱雀：井、鬼、柳、星、张、翼、轸（zhěn）。

"奎"是西方白虎七宿的第一颗星；"张"是南方朱雀七宿的第五颗星，在像鸟的翅膀张开的位置。

我们经常说开张大吉，就跟"奎"这个星宿有关系，是张开双臂的意思。所以，"奎张不乱"的意思是，如果以这本书作为指导，就像观测天上的星星一样，不会把朱雀、白虎两个星宿的星星搞混。

（2）照一张X光片，你的理解跟老师的理解，怎么能一样呢

我再多说一句，中国古代对天文有几千年的观测和积累，而且是几代人、十几代人、几十代人都在做同一件事。所以，中国关于日食、月食、超新星、彗星等的记载都有很详尽的史料。

什么时候被改变的呢？就是在明末清初，西方传教士过来以后，把中国的星图改了。

很多人说天上的星星是恒定的，大家观测应该得出同样一个结论。但是，各个民族对同一颗星星有不同的理解、体会、感悟，怎么能一样呢？照一张X光片，你的理解跟老师的理解，怎么能一样呢？

中国人是相信天人感应的，你在这片土地上观测到的东西，肯定跟这片土地上各种人物、植物、动物发生的变化是有关系的。

南怀仁、汤若望等人先给崇祯皇帝献过历法，后来明朝覆灭了，他们又改头换面把这个历法献给了康熙。其实，中国的星图在 1644 年就乱了，我们还是得把它恢复过来。所以，"厚朴中医"的天文课讲的是宋朝的星图，而不是现在《四库全书》上被篡改了的星图。

深泉净滢，鳞介咸分。

编撰这本书要达到什么目的呢？让浑浊的水变得清澈，使在水里游的有鳞的和贝类动物分清楚。

什么叫"鳞介"？中国古代把动物分成水生、胎生、卵生、尸生。鱼长鳞，当然也有无鳞鱼，都属于"鳞"；螃蟹、蛤蜊、蚌、王八都属于"介"。

延伸阅读 | "瘟"和"疫"有什么不一样

在五运六气里，人叫倮（luǒ）虫，有些年份对人好，人口就增加；有些年份对人不好。

但对人不好的那一年，可能对草木、鳞介、禽兽好。

古人的观察是很细致的，对瘟和疫分得很清，由水里的鳞介类传染给人叫"瘟"，由长毛的动物传染给人叫"疫"，比如得鼠疫、口蹄疫的动物都长毛。所以，瘟和疫是不一样的。

某年，人们吃毛蚶导致上海地区肝炎大爆发，就叫瘟；由果子狸导致的非典，就叫疫。

古人分得很清楚，因为水里生的动物和吃草的、天上飞的动物带来的能量不一样，所以，传染的病毒、给人造成的伤害也是不一样的。

4. 对《黄帝内经》的继承和发扬，不仅能造福中国人，还能造福外国人

"君臣无天枉之期，夷夏有延龄之望"

我说过，学好医后，"上以疗君亲之疾"，孝敬父母的时候，除了过年买点儿保健品以外，还可以拿出点儿实际的东西。如果父母、领导的身体有不适，你就能帮他解决，这样的话都不会有"天枉之期"——夭折，变成"短命鬼"。

"夷夏"原来是华夏，指的是中原地区，以黄河中游为中心的区域，这是华夏文明的诞生地和发祥地。它的东边叫夷，西边叫戎，北边叫狄，南边叫蛮，随着华夏文明逐渐向四周发展，夷夏开始存在交流——中原不是只出不入，其实中原地区跟周边其他部族是有交流和学习的。尤其在唐朝，大唐兴盛，由于丝绸之路，万国来朝，来了很多金发碧眼、长着胡子的外国人。所以，**孙思邈在《大医精诚》里说："你接待病人不要管他长得漂亮还是丑、有钱还是没钱、中国人还是外国人，都要一视同仁。"**

"夷夏有延龄之望"的意思就是，《黄帝内经》的继承和发扬，不仅**能造福中国人，还能造福外国人。**

确实是这样的，从1991年到1992年，我被送出国专门进修了一年外语，后来回到母校北京中医学院，1993年筹建东直门医院的外宾门诊部。当时国家中医药管理局开办了一个管理干部的英语进修班，我见到了很多外国人，对中医的信心很多都是在给外国人看病的时候树立起来的。因为他们以前没接受过针刺和中药，所以这些东西对他们来说，反应得非常纯洁和敏锐。

中国人有时对中药有点儿耐药性，所以，我在给外国人治病的过程中，更加看到了中医的神奇疗效。因此，我就莫名其妙为什么很多中国人不看好自己的祖先、自己的文化。

王冰在一千四百多年前就说："靠《黄帝内经》去保障全世界人民的身心健康，让他们活得长一点儿。"

5. 上至君、下至普通老百姓，中至中国人、外至外国人，都受到了王冰的慈惠

"俾工徒勿误，学者惟明，至道流行，徽音累属，千载之后，方知大圣之慈惠无穷。

时大唐宝应元年岁次壬寅序"

（1）古人认为美好的声音是符合天道的、有德行的

俾（bǐ）工徒勿误，学者惟明，至道流行。

"俾"是使的意思，"工"代表医师。上工治未病，中工治已病，下工甚至会把人治死。

"工"字的两边分别加上"人"就是"巫"，现在叫工匠精神。这句话的意思是，使这些行医的人不要犯错误，让那些研究形而上的、研究中医理论的人能够依托这本书，为自己指明方向，不至于昏昧或胡来。

"徽音累属"的"徽音"不用说了，有一位名人叫林徽因，其实她名字中的"因"本来是音乐的"音"，她父亲很有学问，用《诗经》里的一句话给她起了这个名字。当时有位作家也叫林徽音，为了避免重名，她就改成了因为的"因"。

"徽音"是什么意思？就是美好的声音，古人认为美好的声音是符合天道的、有德行的。我们现在听到的很多音乐都是病态的人发出的病态的声音，健康人听了会不舒服，但病人听了会很舒服。

"累属"是什么意思？"累"是连绵不断的意思，"属"是不脱离、不分离的意思。

千载之后，方知大圣之慈惠无穷。

也就是说，如果美好的、符合天道的、有德行的声音流传下去的话，一千年以后人会更加意识到，我们的先祖"大圣之慈惠无穷"，会为美好的事而感到高兴。

（2）"慈"是你有成绩我高兴，"悲"是为不好的事感到痛苦

"慈"是你有成绩我高兴，"悲"是为不好的事感到痛苦，尤其是分离的时候。"慈"和"悲"的本义是这样的，但现在人们都乱用了。

"惠"是带来无穷无尽的好处。

如今我们所处的年代是"千载之后"了吧，王冰说得一点儿没错。自从他总结整理了《素问》以后，等于造福了绝大多数中国人，甚至不少外国人。

（3）根据推算，《素问》的序写于公元762年

王冰写这篇序的时候，"时大唐宝应元年岁次壬寅序"。

我们一看"寅"结尾，就知道是火年，根据公元纪年，如果是甲，年份的尾数基本都是"4"；往前推，癸就是"3"，壬就是"2"。

也就是说，王冰是在尾数是"2"的年份写的这篇序，照这么推算，就是公元762年，那年就是虎年。

这一年大概发生了什么事呢？安史之乱差不多快结束了，李白是这一年去世的，唐玄宗李隆基这会儿已经是太上皇了，也死在了这一年……

读到这里，我们要再次感谢启玄子王冰，感谢他为《黄帝内经》简写本《素问》的传播立下的功绩。

《黄帝内经·灵枢》序言篇

 第二十九章

普及大众，服务小众

试想一下，如果宋朝人没有拿到《黄帝针经》，再颁布发行到天下，中国人的针灸水平会落后多少？所以，我想起这个故事就感慨万千。

我认为，这本书在官面上没了，但可能有人拿到了《针经》，在民间小范围地传播，不仅会造福中国，还会造福外国。

1.《灵枢》是怎么诞生的

前面，我讲了很多，相信大家都基本明白了一个事实——《汉书·艺文志》里记载的《黄帝内经》十八卷和《黄帝外经》三十九卷已经失传。但有意思的是，在西汉末年到东汉时期，有一批高人或一位高人，把《黄帝内经》给改写成了《素问》和《灵枢》，而当时的《灵枢》有很多名字。

我在讲《后汉书·郭玉传》的时候，说到了涪翁——涪翁在涪水钓鱼，"乞食人间"，给人看病，最后带了一名徒弟叫程高，程高又带了一名徒弟就是郭玉。

涪翁写了一本书叫《针经》，这是我们第一次在历史文献上看到《针经》的出现，所以，《灵枢》最早被称为《针经》。

在《伤寒论》的序言里（有人说这篇序言是假的，我也偏向于它不真），把《针经》称为《九卷》。到了晋朝，皇甫谧写《针灸甲乙经》的时候，他就说《素问》加上《九卷》，合起来就是十八卷，这就凑够了"《黄帝内经》十八卷"，所以他是根据这两本书，合写了《针灸甲乙经》。

有意思的是，**后世人们在整理总结的时候，《九卷》和《针经》都逐渐失传了**。全元起注的是《素问》，杨上善编的是《黄帝内经太素》，所以他引了一些《针经》的内容，到王冰的时候更绝，只剩下《素问》了。

2.《针经》是怎么失而复得的

历史上，中华民族发生过几次大的战乱，一次是在西晋，五胡乱华，逼得衣冠南渡（出自唐史学家刘知几的《史通·邑里》篇。原仅指西晋末年天下大乱，中原士族相随南逃，中原文明或中原政权南迁），司马睿由北向南迁徙。

第二次大乱是在唐朝末年，唐朝被朱温推翻以后，黄巢起义，出现了五代十国，北面有五个、南面有十个割据政权。这又是一次大的屠杀、焚毁，导致了我们的历史文献丢失和损毁。

北宋赵匡胤统一天下以后，逐渐出现了相对稳定的太平阶段。公元11世纪时，宋仁宗设立了校正医书局，广泛搜罗天下藏书，这时就发现《针经》找不到了。

正好高丽派使者来到了汴京（今河南开封），通过向高丽使者打听，发现高丽保存了大量中原的典籍。据高丽的使者说，他们保留了《黄帝针经》《古今录验》《张仲景方》。

当时高丽使者敬献了几套遗书，其中就包括《黄帝针经》，一共九卷，这是一件大喜事。

但高丽使者提出了一个条件，想用这些遗书换两套书——《资治通鉴》和《册府元龟》。

《资治通鉴》大家都知道，是司马光编写的史书，它不像《史记》《汉书》的体例，主要记载了一些历史事件，并加以评述，目的是给皇帝提供治国之道。

《册府元龟》就更厉害了，从皇帝到宰相、将军的事迹，基本上国家的政治、经济、军事等管理规章都在里面，"册府"就是皇帝存书的地方，"元龟"就是古人占卜用的龟甲，也叫"龟鉴"，有指示、预测、预示方向的作用。

3. 如果宋朝人没有拿到《黄帝针经》，中国人的针灸水平会下降多少

高丽使者识货，他知道什么重要，就要求换书。这时有一个人跳出来

大加反对，这个人是谁呢？就是赫赫有名的苏轼。

宋朝大臣分为两派，一派认为这是关系到人的健康的书，是治病的书，值得换，而且换回来以后，一定要昭告天下，让天下人受益；另一派就是以苏轼为代表的大臣，苏轼连上三道奏折反对，认为《资治通鉴》里讲的是纵横权术之谋，还有大臣们提出的政策、意见，都是最宝贵的东西，如果把这些东西给了外国人，对我们国家的将来是有危险的，这个理由也挺充分。

苏轼这么一闹，宋朝皇帝就想：算了吧，不给高丽使者这两本书了，既然他们敬献了《黄帝针经》，我就花钱买。结果，高丽使者说："不卖，我们就要换。"最后讨价还价，高丽使者妥协了，用《黄帝针经》换了一部《册府元龟》就回去了。

试想一下，如果宋朝人没有拿到《黄帝针经》，再颁布发行到天下，中国人的针灸水平会落后多少？所以，我想起这个故事就感慨万千。

我认为，这本书在官面上没了，但可能有人拿到了《针经》，在民间小范围地传播，不仅会造福中国，还会造福外国。

第三十章

学习《灵枢》，
学习如何管理我们的健康和命

现代人一定要懂点儿中医，不然你挣的那点儿钱最后得病都送给医院了。如果送给医院，能保证活命也行，最怕的是命没了，钱也没了，这就是真的不孝。

【经文】

昔黄帝作《内经》十八卷，《灵枢》九卷，《素问》九卷，乃其数焉。世所奉行唯《素问》耳。越人得其一二而述《难经》，皇甫谧次而为《甲乙》。诸家之说，悉自此始。其间或有得失，未可为后世法。则谓如《南阳活人书》称『咳逆者，哕也』。谨按《灵枢》经曰：『新谷气入于胃，与故寒气相争，故曰哕。』举而并之，则理可断矣。又如《难经》第六十五篇，是越人标指《灵枢·本输》之大略，世或以为流注。谨按《灵枢》经曰：『所言节者，神气之所游行出入也，非皮肉筋骨也。』又曰：『神气者，正气也。神气之所游行出入者，流注也。井、荥、输、经、合者，本输也。』举而并之，则知相去不啻天壤之异。但恨《灵枢》不传久矣，世莫能究。

夫为医者，在读医书耳，读而不能为医者，有矣；未有不读，而能为医者也。不读医书，又非世业，杀人尤毒于梃刃。是故古人有言曰：为人子而不读医书，犹为不孝也。

仆本庸昧，自髫迄壮，潜心斯道，颇涉其理。辄不自揣，参对诸书，再行校正家藏旧本《灵枢》九卷、共八十一篇，增修音释，附于卷末，勒为二十四卷。庶使好生之人，开卷易明，了无差别。除已具状经所属申明外，准使府指挥依条申转运司，选官详定，具书送秘书省国子监。今崧专访请名医，更乞参详，免误将来，利益无穷，功实有自。

时宋绍兴乙亥仲夏望日锦官史崧题

1. 为什么《灵枢》没在医学界流传，导致大家不能对此做深入的研究

"昔黄帝作《内经》十八卷，《灵枢》九卷，《素问》九卷，乃其数焉。世所奉行唯《素问》耳。越人得其一二而述《难经》，皇甫谧次而为《甲乙》。诸家之说，悉自此始。其间或有得失，未可为后世法。则谓如《南阳活人书》称'咳逆者，哕也'。谨按《灵枢》经曰：'新谷气入于胃，与故寒气相争，故曰哕。'举而并之，则理可断矣。又如《难经》第六十五篇，是越人标指《灵枢·本输》之大略，世或以为流注。谨按《灵枢》经曰：'所言节者，神气之所游行出入也，非皮肉筋骨也。'又曰：'神气者，正气也。神气之所游行出入者，流注也。井、荥、输、经、合者，本输也。'举而并之，则知相去不啻天壤之异。但恨《灵枢》不传久矣，世莫能究"

（1）"灵枢"是通灵之枢的意思

《灵枢》的序是史崧作的。史崧这个人在历史上，没有太多记载，我们只能从序言里知道他是一个什么样的人。

首先，他是成都人，因为在序文最后落款处，说他是锦官，成都又叫锦官城——"丞相祠堂何处寻，锦官城外柏森森"。由此可知，史崧是成都人。他具体是怎么研究中医的，我们看看序言里怎么说。

昔黄帝作《内经》十八卷。

说"《黄帝内经》十八卷""黄帝作《内经》十八卷"都对。

《灵枢》九卷，《素问》九卷，乃其数焉。

大家看这句话是不是很熟？这句话是谁说的呢？西晋皇甫谧在《针灸甲乙经》里就说了。

世所奉行唯《素问》耳。

这就是在前一章说的，**经过全元起、杨上善、王冰的整理，《素问》是留下了，但这句话还有半句没说，就是《灵枢》失传了。**

另外说一下，"灵枢""针经""九卷"都是古名，"灵枢"是王冰起的名字，在《素问》里，王冰多次提到《针经》《灵枢》。大家都知道，是他把《针经》和《九卷》的名字改成《灵枢》的。

"灵枢"是什么意思？是通灵之枢的意思，通神的节点，"枢"就是门轴，如果你想开门、关门，就需要通过门轴来运动。"流水不腐，户枢不蠹"中的"枢"就是这个意思。

越人得其一二而述《难经》。

他这么说，好像是秦越人看了《素问》和《灵枢》写的《难经》，其实不是，他是《上经》《下经》《揆度》《阴阳》的传人，所以，他看到的不是对话版，而是《针经》。

现在留下的《难经》，可能就是《扁鹊内经》《扁鹊外经》的部分内容，也就是说，在《黄帝内经》传承的过程中，一些高人在继承的基础上，对《黄帝内经》有了新的诠释和发扬，这就是秦越人写的《难经》。

皇甫谧次而为《甲乙》。

这句话的意思是，皇甫谧是根据《素问》和《灵枢》写了《针灸甲乙经》。

（2）《灵枢》一书，关乎人命

诸家之说，悉自此始。其间或有得失，未可为后世法。

史崧在前面说了传承的过程，落实到后面一句，就说在整理和继承的过程中，确实是有问题的。

因为书的内容关乎人命，如果出了这些问题，会造成很严重的后果，他举了几个例子。

第一，"《南阳活人书》称'咳逆者，哕也'"，《南阳活人书》就是《伤寒杂病论》。据说华佗看到张仲景写的《伤寒杂病论》后说了一句话："此真活人书也。"所以，有人就把《伤寒杂病论》称为《南阳活人书》。

《伤寒杂病论》里有一句话："咳逆者，哕也。"

"咳逆"和"哕"是两码事，但是他为什么这么说？他说："《灵枢》经是这么说的：'新谷气入于胃，与故寒气相争，故曰哕。'举而并之，则理可断矣。"意思是，《灵枢》里说得很清楚，你吃了今年刚打下来的粮食，胃里本身就有寒气，新麦、新谷都带有生发、温暖、壮阳之气，跟你胃里的寒气打了起来，就会形成哕。

有的人早上刷牙时不经意碰到嗓子，就会发出声音，这个状态就叫"哕"，跟"咳逆"是两码事。

因此，要"举而并之，则理可断矣"。意思是如果我拿到真的《灵枢》，前面传承的那些人写的书里的问题，我就可以一并解决了。

第二，"如《难经》第六十五篇，是越人标指《灵枢·本输》之大略"，也就是说，《难经》第六十五篇是对《灵枢·本输》的概括、解释。

在《难经》第六十五篇里，学生问："为什么井穴为出，代表春天属木，而合穴代表冬天属水？"其实，这是在讲五腧穴——井、荥、输、经、合的五行分布，但很多人看到以后不明白。

世或以为流注。

人们认为这是精气流注的概念，但当你拿到《灵枢》以后，"《灵枢》经曰：'所言节者，神气之所游行出入也，非皮肉筋骨也。'又曰：'神气者，正气也。神气之所游行出入者，流注也。井、荥、输、经、合者，本输也。'"

古人有一句话叫"粗守形，上守神"，"粗"理解为我摸到了筋节，有凸起、凹陷，凸起的用针扎上，让它泻出去，凹陷的灸起来，这种做法也对，但层次不够。

《灵枢》说得很清楚，节是人的神、气出入的地方，医生在扎针、艾灸的时候，应该能感到气的存在，感到人的气机的升降和出入。所以，仅仅停留在皮肉筋骨的层面，就有点儿流俗、浅薄。

（3）闭着眼睛，就知道现在几点了，这才叫神

举而并之，则知相去不啻天壤之异。

这句话是说，我举的这几个例子，是你们后人传的，是把时间空间化了；我讲的是天时，你讲的是有形有质的空间概念。

比如大家现在一说时间就看表，表是什么概念？表是用空间来描述时间的。假如没表的时候，我们看月亮、太阳在哪里，就能知道时间了，用的还是空间表述时间。

真正对时间的把握是什么？你的身体里有生物钟，应该闭着眼睛，什么都不看，就说现在几点了，这才叫神。

我跟梁冬对话《黄帝内经》的时候，说过一个起床的方式。比如早晨五点要起床，你在睡前跟自己说一声："我明天五点要起床。"第二天早晨你四点五十五就醒了。如果你的神是在的，而且你的神和意识能沟通，你就能做到。

如果你的神不在了，就会睡过去，可能睡到八点才起来。还有一种情况是，你晚上睡不着，隔几分钟、半个小时起来看看表，所以你不定闹钟，第二天早晨就起不来。

学习针灸有粗工的办法——在有形有质的地方下功夫，中工的办法是

找气，上工的办法是调神，一针下去回神，这就是序言说的意思，所以叫"不啻天壤之异"。

但恨《灵枢》不传久矣，世莫能究。

这句话是说，真是遗憾，在大宋的统治下，《灵枢》在医学界没有得到流传。

史崧是什么时候的人？史崧是南宋人。北宋、南宋有个界限，大家都知道岳飞有句古诗"靖康耻，犹未雪"，其中"靖康耻"就是指北宋灭亡，徽钦二帝被金人俘虏到东北坐井观天。"靖康耻"就是红羊劫（发生灾祸的年份是丙午、丁未，丙丁是火，所以历朝历代都有红羊劫一说，赶上丙午年、丁未年，日子就不好过），所以史崧的恨是有道理的。

在高丽使者献书之前的几百年，《针经》在官面上是没有流传的；高丽使者献书以后，又经过跟金人的战乱，虽然内地没有大变故，但《灵枢》还是没有得到广泛的流传，导致"世莫能究"，意思是大家不能对此做深入的研究。

2. 为什么现代人一定要懂点儿中医

"夫为医者，在读医书耳，读而不能为医者，有矣；未有不读，而能为医者也。不读医书，又非世业，杀人尤毒于梃刃。是故古人有言曰：为人子而不读医书，犹为不孝也"

夫为医者，在读医书耳，读而不能为医者，有矣；未有不读，而能为医者也。

这句话一点儿都不过时，"努力未必能成功，但你不努力，肯定不会成功""钱不是万能的，但没有钱是万万不能的"，等等，都是类似的话。

一定要有真经，拿到真经去读，然后去实践，才能成为医者。

　　不读真经能成为医者的人也有，比如有的人根本不识字，但他的父亲会教他医术，这是家传的，也有师承的。但从大数据来看，拿到真经去读、实践，最后成为大医者的人很多。比如扁鹊传承了长桑君给的方剂书，淳于意传承了公乘阳庆给的方剂书。

　　因此，**要想成为一个好医生，都得读书**。除非你有特异功能，一下子什么都明白了，但那都是小概率事件，我不否认它的存在，但咱们都是一般人，因此还是读书吧。

（1）二十岁算一代人，"世"则是三十年

　　不读医书，又非世业，杀人尤毒于梃刃。

　　这句话更狠，意思是你既不读书，又没有家传。"世业"就是中医世家，"世"是三十年，人们经常把"世"和"代"搞混，"世"是数词，"代"是量词。古人结婚早，二十岁就结婚了，接着就生孩子，二十岁算一代人，"世"则是三十年。

（2）现代人一定要懂点儿中医，不然你挣的那点儿钱最后得病都送给医院了

　　古人有一句话叫"医不三世不服其药"，意思就是，**如果你家里没有将近一百年的中医传承，我就不吃你给我开的药**。

　　为什么不吃？我告诉你，医学是试错的，试错不像锄地，你锄坏了也就死点儿庄稼。但如果你扎错了，开错了药，死的是人，所以叫"**又非世业**"，意思是没有家族的传承。

　　杀人尤毒于梃（tǐng）刃。

　　"梃"是大木棒子，古人打屁股是梃杖，"刃"是刀。**庸医杀人不用刀，用药就行，一针也能把人扎死**。

是故古人有言曰：为人子而不读医书，犹为不孝也。

这句话我已经重复多少遍了，历朝历代的人都这么说。所以，**现代人一定要懂点儿中医，不然你挣的那点儿钱最后得病都送给医院了**。如果送给医院，能保证活命也行，最怕的是命没了，钱也没了，这就是真的不孝。

3. "明道若昧，进道若退。"

"仆本庸昧，自髫迄壮，潜心斯道，颇涉其理。辄不自揣，参对诸书，再行校正家藏旧本《灵枢》九卷，共八十一篇，增修音释，附于卷末，勒为二十四卷。庶使好生之人，开卷易明，了无差别。除已具状经所属申明外，准使府指挥依条申转运司，选官详定，具书送秘书省国子监。今崧专访请名医，更乞参详，免误将来，利益无穷，功实有自

时宋绍兴乙亥仲夏望日锦官史崧题"

（1）中庸就是在中间，不往上蹿，不往下跳

"仆本庸昧"的"庸"是什么意思？就是不变。我们平时说《易经》的"易"（易），上面是一个"日"（日），底下是一个"月"（月），日月总是在交替，所以它总是在变。"易"就是变化，不易就是不变。

中庸就是在中间，不往上蹿，不往下跳。比如我是一个平常人，不拔尖也不垫底，这就是庸。

"昧"是不清楚，但是有一句话叫明道若昧，我们说急中生智、抖机灵，什么叫"理越辩越明"？你悟道的话，越往深想，越觉得搞不清楚，所以古人传了一句话叫"明道若昧，进道若退。"

"仆本庸昧"貌似是一句自谦的话，但我觉得里面隐含着对自己的夸奖。

"自髫（tiáo）迄壮"，"髫"是黄发垂髫，"黄发"就是头发由黑变黄、变白，指老人，"垂髫"指儿童，所以这里是说从儿童到壮年。

"潜心斯道"就是喜欢研究中医或研究《黄帝内经》，王冰幼龄悟道，这些人都是这样的。

"人而无恒，不可以作巫医。"你坚持的时间不够，确实修行不到那个程度，如果你开始的时间越早，成事、成名、成气候可能就来得早一点儿。

"颇涉其理"，意思是对它的文字、章句、道理都有了深入的研究，所以，"辄不自揣，参对诸书，再行校正家藏旧本《灵枢》九卷，共八十一篇"。

"不揣"就是不揣自己的浅陋，虽然庸昧、浅薄、粗鄙，但还是收集了各种版本的《灵枢》，拿出了家藏的旧本（有可能是从三国两晋传下来的，也有可能是高丽献书，《黄帝针经》公布以后，他传下来也算家藏）。

其实，你学完历史，可能就觉得特没意思，咱们活几十年，七八十岁，觉得好漫长，其实在历史上一看，一下子就过去了。

然后"增修音释"，注音叫注，校对叫校，写标点叫点，所以叫点校、校注，"释"就是拿外面的东西解释里面的东西，用《黄帝内经》解释就叫解。

"附于卷末，勒为二十四卷"，"勒"是古代用的竹简，到宋朝那会儿应该有纸了，但话还是得那么说。

（2）研究历史的时候，不能有一点儿温暖的、带有敬意的态度吗

史崧这么做的目的是什么呢？

庶使好生之人，开卷易明，了无差别。

王冰为《素问》写的序的最后一段也是这样，发心祈愿是普度天下众生苦难，这是爱他们的表现，是有仁爱之心的，而且他希望这本书传播得

越广越好，学习的人越多越好，救的人越多越好——我觉得这是一种心肠柔和的表现，而且温暖。

有一次，我到中国台湾参观钱穆先生的故居。因为有些人从国外留学回来，就反自己的祖宗，要灭中医、灭汉字，还把皮肤涂白了、眼睛涂蓝了、头发染黄了，以为自己变成了洋人。钱穆先生看到这种现象很无奈地说了一句话——研究历史的时候，不能有一点儿温暖的、带有敬意的态度吗？

"好生之人，开卷易明"，拿到这本书，就没有什么太多的问题。

其实，很多人读古书的时候，碰到不认识的字，摸不准它发什么音，就知难而退，不想读了。大多数人都是这样的，**现代人更懒了，打开手机、电脑，多浏览几个页面，多点开几个链接，他都受不了。**

"了无差别"，就是不要有那么多错谬或搞不清、拿不准的东西，我这就给你定。

除已具状经所属申明外，准使府指挥依条申转运司，选官详定，具书送秘书省国子监。

这句话是说，这本书是个人捐献的，但通过国家来颁布，让这本书得到更好的传播和流行，所以，史崧还是把书交给了"准使府指挥依条申转运司，选官详定"，把书送到了秘书省国子监。

（3）挣的比原来多叫"有利"，给你一样东西叫"有益"

宋朝的制度完全影响了现在的日本，日本现在还受"省"这种说法的影响。

厚生劳动省是日本负责医疗卫生和社会保障的主要部门，是日本的中央省厅之一。日本有个县叫神奈川县，是日本的一级行政区之一，相当于中国的省。所以，在日本"县"比"市"大，比如神奈川县下属的县会所在地叫横滨市，还有小田园市。

"秘书省国子监"相当于现在的北京大学，就是很高级的学术机构、学府。

今崧专访请名医，更气参详，免误将来。

这句话的意思是，我特别拜访了当时很多行医的人。

在宋朝，行医的确实有一些大家，比如做针灸铜人的，而且宋朝有几百年的太平盛世，外部虽然有战争，但也有结盟、互市，这些交易保证了边境的相对稳定、安全，名医辈出。史崧请他们审阅、评定这本书，将来大家学医看这本书的话，就不会耽误大家的前程。

利益无穷，功实有自。

"利"和"益"是两码事，挣的比原来多叫"有利"，给你一样东西叫"有益"。

这样的话，就可以造福国人健康，对他们有利、有益，而且是没有穷尽的。

我做的这件事，如果可以积累一点儿功德的话，实在是感谢"三黄"，感谢先祖，感谢中医的传承者和发明者，大概是这个意思。我不敢居功自傲，通过这件事，我也知足了。

（4）根据推算，《灵枢》这篇序写于公元1155年

这篇序的落款是"时宋绍兴乙亥仲夏望日锦官史崧题"，他出版这本书的时候还是宋朝，尽管皇帝被人掳走了，但还是赵家的天下，历史上把它称为南宋。

"绍兴"是高宗的年号，宋高宗赵构确实统治了很长时间。接下来说一下"乙亥"。

首先，这是猪年，甲对应年份的尾号是"4"，乙肯定就是"5"，所以说这又是属猪的一年，即那个年份的末尾数是"5"。

我们现在推算一下，最近的乙亥年是哪年？属相是猪，年份的末尾数又是"5"，是1995年。大家记住，六十甲子一轮回，也就是用最近的乙亥年份减去六十与相应倍数乘积，南宋差不多是公元十二世纪，我们先减去八百四十年，就推算出1155年，正好就是绍兴二十五年。

接下来的"仲夏"不用说了，古人讲"春三月"就是按阴历走的，从正月开始，一、二、三是春，四、五、六是夏……**阴历的朔日是初一，晦日是三十，望日是十五，既望是十六。**

"浙江之潮，天下之伟观也。自既望以至十八日为最盛。"就是从阴历十六到十八，浙江钱塘江的大潮是最厉害的。

再往下，叫"锦官"，就是成都。

这就是史崧最后留下的一段话，告诉人们他写书的时间。

文中没有提到史崧在朝廷担任的是什么职位，而且他整理书籍不是政府资助的，是他把这些文献整理好后献给了政府，然后具状申明。

图书在版编目（CIP）数据

徐文兵讲黄帝内经后传 / 徐文兵著 . -- 南昌 : 江
西科学技术出版社 , 2021.1（2022.4 重印）
ISBN 978-7-5390-7467-2

Ⅰ . ①徐… Ⅱ . ①徐… Ⅲ . ①《内经》－研究 Ⅳ .
① R221

中国版本图书馆 CIP 数据核字 (2020) 第 143663 号

国际互联网（Internet）地址 : http://www.jxkjcbs.com
选题序号 : ZK2019452　　　图书代码 : B20242-102

监　　制 / 黄　利　万　夏
项目策划 / 设计制作 / 紫图图书 ZITO®
责任编辑 / 魏栋伟
特约编辑 / 马　松　谭希彤
营销支持 / 曹莉丽

徐文兵讲黄帝内经后传

徐文兵 / 著

出版发行	江西科学技术出版社	
社　　址	南昌市蓼洲街 2 号附 1 号　邮编 330009	
	电话:(0791) 86623491　86639342（传真）	
印　　刷	天津中印联印务有限公司	
经　　销	各地新华书店	
开　　本	710 毫米 × 1000 毫米　1/16	
印　　张	22.5	
印　　数	10001－14000 册	
字　　数	360 千字	
版　　次	2021 年 1 月第 1 版　2022 年 4 月第 2 次印刷	
书　　号	ISBN 978-7-5390-7467-2	
定　　价	79.90 元	